Igor AREPJEV

TECHNOLOGIEN DER RETTUNG -
Eschaffung und harmonische Entwicklung des Menschen und der Welt

DIE WELT DES MENSCHEN

DAS VIERTE BUCH

2009

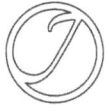

Jelezky Publishing, Hamburg 2013

Jelezky Publishing, Hamburg
www.jelezky-publishing.eu
1. Auflage
Deutsche Erstausgabe, Oktober 2013
© 2013 der deutschsprachigen Ausgabe
Jelezky Publishing, Hamburg
SVET UG, Hamburg (Herausgeber)
Auflage: 2013-1, 14.10.2013, 1000 Exemplare

Das Buch stellt eine thematische Forschung des Lebens eines Menschen dar, deren Ziel die Offenlegung einer neuen Perspektive von Prozessen der Entwicklung der Gesellschaft und der Welt ist. Neu ist sie, weil die Erkenntnis des Menschen durch die Offenlegung des Wissens der Seele und die Entwicklung der Gesellschaft durch geistige Entwicklung des Menschen betrachtet wird.

Das Buch zeigt den Weg der Bildung einer neuen Denkweise in der modernen Gesellschaft. Diese Denkweise gibt die Möglichkeit, Gesetze und Prinzipien der Schaffung der Welt von Gott und der Rolle des Menschen in dieser Welt aus der neuen Perspektive zu sehen. Grundlegend neu hier ist die Methode der direkten technologischen Sichtweise, die es ermöglicht, Bildungsprozesse der Entwicklungsperspektive eines jeden Menschen in der Welt zu beobachten. Genau das ermöglicht eine innere und äußerliche Veränderung des Menschen in der Welt und der Welt im Menschen.

Weitere Informationen zu den Inhalten:
SVET Zentrum, Hamburg
www.svet-centre.com, info@svet-centre.com

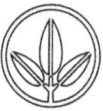

© SVET UG (haftungsbeschränkt),
Die Verwertung der Texte und Bilder, auch auszugsweise, ist ohne Zustimmung des Verlags urheberrechtswidrig und strafbar. Dies gilt auch für Vervielfältigungen, Übersetzungen, Mikroverfilmung und für die Verarbeitung mit elektronischen Systemen.

ISBN: 978-3-943110-82-1

© И.В. Арепьев, 2009
© ООО Издательство „НАВИГАТОР", 2009

Haftungsauschluß

Die hier zuvor gegebenen Informationen dienen der Information über Methoden zur Selbsthilfe, die auch für andere Menschen anwendbar sind. Die Methoden haben sich seit vielen Jahren bewährt, doch eine Erfolgsgarantie kann nicht übernommen werden. Die vorgestellten Methoden von Grigori Grabovoi sind mentale Methoden der Ereignissteuerung. Sie basieren auf der individuellen geistigen Entwicklung.
Jeder, der diese Methoden für sich oder andere anwendet oder auch weitergibt, handelt in eigener Verantwortung.

Die Nutzung des hier vorgestellten Inhaltes ersetzt nicht den Arztbesuch und das ärztliche Tun in Form von Diagnose, Therapie und Verschreibungen. Auch die Absetzung verschriebener Medikamente darf aus dem Inhalt dieser Schrift nicht abgeleitet werden.

Wir möchten ausdrücklich darauf hinweisen, daß diese Steuerungen keine „Behandlung" im konventionellen Sinne darstellen und daher die Behandlung durch Ärzte nicht einschränken oder ersetzen sollen.

Im Zweifelsfall folgen Sie also den Anweisungen Ihres behandelnden Arztes, oder eines sonstigen Mediziners, oder Apothekers Ihres
Vertrauens!
(Und erzielen dementsprechend die konventionellen Ergebnisse.)

Jelezky Publishing UG

INHALTSVERZEICHNIS

VORWORT 6

REZENSION 9

Kapitel XVI
Thema 142 Alle Menschen und Terrorismus 12
Thema 143 Gesundheit des Menschen und Ereignisse in seinem Leben 17
Thema 144 Der innere Raum des Menschen. Teil I 21
Thema 145 Der innere Raum des Menschen, Ereignisse und Praxis. Teil II 27
Thema 146 Der innere Raum und das geistige Wachstum des Menschen 32
Thema 147 Die Zelle des Menschen und ihre Rolle im Körper des Menschen 35
Thema 148 Die Zelle des Menschen 39
Thema 149 Die Zelle des Menschen, die Zelle des Körpers 43
Thema 150 Die Zelle des Menschen. Die Zelle, die die Realität der Welt sowie die der Ereignisse im Leben eines Menschen widerspiegelt 47

Kapitel XVII
Thema 151 Die Zelle des Menschen als eine Struktur, die die Welt des Menschen widerspiegelt 54
Thema 152 Die Zelle des Menschen als eine Struktur, die die Welt des Menschen widerspiegelt 59
Thema 153 Die Welt des Menschen. Teil I 62
Thema 154 Die Welt des Menschen. Teil II 65
Thema 155 Die Seele des Menschen 68
Thema 156 Die Seele des Menschen 70
Thema 157 Die Seele des Menschen 73
Thema 158 Die Seele des Menschen 76
Thema 159 Die Seele des Menschen 79

Kapitel XVIII
Thema 160 Die Seele des Menschen. Der Geist und das Bewusstsein 82
Thema 161 Die Seele des Menschen. Der Geist und das Bewusstsein 84
Thema 162 Die Seele des Menschen. Der Geist und das Bewusstsein 87

© И.В. Арепьев, 2009

Thema 163 Die Seele des Menschen. Seine Handlungen und seine Energie 91
Thema 164 Die Seele des Menschen. Der Impuls der Menschen 93
Thema 165 Die Seele und das Licht des Menschen 96
Thema 166 Die Seele des Menschen. Das Licht 100
Thema 167 Die Seele des Menschen und das Licht der allgemeinen Rettung 103
Thema 168 Die Seele des Menschen und der Raum ringsum 106

Kapitel XIX

Thema 169 Die Seele des Menschen. Der innere und äußere Raum 113
Thema 170 Die Seele des Menschen. Die Energie des inneren und äußeren Raums des Menschen 116
Thema 171 Die Seele des Menschen. Die Energie und Information 118
Thema 172 Die Seele des Menschen. Der innere Impuls 120
Thema 173 Die Seele des Menschen ist die Welt Gottes 124
Thema 174 Die Seele des Menschen ist die Welt Gottes. Teil II 126
Thema 175 Die Welt Gottes ist die Welt des Menschen 130
Thema 176 Die Welt Gottes ist die Welt des Menschen, in der die Seele des Menschen das Haus aller Menschen ist 133
Thema 177 Das Haus jedes Menschen ist seine Seele, die Handlung des Geistes. 136

Kapitel XX

Thema 178 Das Haus jedes Menschen. Der Geist 140
Thema 179 Das Haus Gottes ist das Haus jedes Menschen. Der Geist 143
Thema 180 Der Geist 146
Thema 181 Der Geist im Licht der Seele 149
Thema 182 Der Geist und die Materie 152
Thema 183 Der Geist des Menschen, seine Entwicklung, der Aufbau des physischen Körpers 154
Thema 184 Das Haus des Menschen. Das Erschließen des physischen Organes als Regenerierung und Schutz des Menschen 157
Thema 185 Das Haus und die Handlung des Menschen 159

Vorwort

In vielen Thematiken, und eigentlich in allen Büchern, wird über die Menschenseele gesprochen. Es wird gesagt, dass die Menschenseele aus Zellen besteht, so vielen Zellen, wie viele Menschen es in der Welt gibt. Dadurch wird zu verstehen gegeben, dass alle Menschen ebenbürtig sind. Dieses Wissen zugrunde legend, geben wir uns und anderen Menschen klare und verständliche Aufgaben: Zerstörung und Vernichtung, die der Mensch aus Unwissenheit nicht nur trägt, sondern auch schafft, umzuwandeln. Es wird über das Licht der Seele und über das Wissen gesprochen. Gemeint dabei ist, dass das Licht das Wissen der Seele und das Wissen der Seele das Licht ist. Es wird gesagt, dass die Seele eine ganze Welt ist - die Welt des Menschen - in der alle Menschen aufgrund des Wissenslichtes der Seele ebenbürtig sind. Zu jeder Zeit, früher, jetzt und in Zukunft. Es wird über die Seele gesprochen, die die Welt ist. Sie beleuchtet mit ihrem Licht den Weg jedes Menschen, den Weg, auf dem er das Wissen wahrnimmt, versteht und übernimmt.

Die Menschenseele ist das, was und wer der Mensch selbst ist. Um die Menschenseele oder den Menschen selbst als Erscheinungsform der Seele zu sehen, muss man die Welt aller Menschen und jeden Menschen sehen können.

Der Mensch zeigt sich der Welt, als derjenige, der sowohl verwaltet als auch schafft. Er bringt zum Ausdruck, was Gott persönlich jedem und allen zusammen sagt. Jeder von uns, indem er in seiner Seele das Wissen erschließt, und in der Welt - das Neue, erschließt in Wirklichkeit das Wort Gottes in seinem Inneren. Und indem wir unseren Weg erschaffen und dabei harmonische und verständnisvolle Beziehungen entwickeln, realisieren wir in Wirklichkeit den Plan Gottes — das Leben des Menschen. Die Seele eines jeden von uns ist immer mit Gott, das heißt, dass wir alle immer Gott nahe sind.

Die Welt, die Gott geschaffen hat, die Welt rings um jeden Menschen, die Welt, in der es die Seele jedes Menschen gibt, diese Welt ist Eins mit der Seele und der Welt Gottes, ebenso mit der Seele und der Welt jedes Menschen.

Jeder Mensch in seiner Seele ist jedem anderen Menschen und allen Menschen ebenbürtig.

Jeder ist allen anderen in seiner Seele ebenbürtig, nicht in seiner Erscheinungsform *sondern in seinem Wesen. Und dieses Wesen ist die Ebenbürtigkeit des Gottes und des Menschen - die höchste und grundlegende Ebenbürtigkeit in der ganzen Welt.*

Die Ebenbürtigkeit, die nicht nur Prinzipien definiert, sondern auch *die Gesetze der*

© И.В. Арепьев, 2009

Welt, des Gottes und des Menschen bestimmt.

Dieses Wissen soll offenbar der Bestandteil aller Grundgesetze der Welt und aller Menschen sein. *Laut dem Grundgesetz der Ebenbürtigkeit öffnet sich das Tor des Friedens für alle und für die ganze Welt.* Vor diesem Tor steht jeder Mensch. Jeder Mensch aus jedem beliebigen Land, der jedem anderen ebenbürtig ist und es geschafft hat, sich diesem Tor zu nähern, ist ein freier Mensch.

Das Gesetz der Ebenbürtigkeit aller Menschen öffnet die Türen für andere Gesetze, die vorhanden sein sollen und streng erfüllt werden sollen. Diese Gesetze sollen an alle bekannt gegeben werden und von allen, nach ihrem persönlichen Wunsch, gehört werden.

Erstens. *Jeder Mensch ist jedem anderen Menschen ebenbürtig.*

Zweitens. *Jeder Mensch ist der Mensch der Freiheit und ist frei.* Seine Freiheit ist in seinem Inneren und rings um ihn herum sowie in seinen Handlungen.

Drittens. *Jeder Mensch ist der Mensch des Friedens,* ein friedlicher Mensch kreiert und schafft. Zugrunde seiner Schöpfung wird die Welt und das Leben aller gelegt.

Viertens. *Jeder Mensch erschafft Leben.* Dabei ist es erforderlich, dass jeder Mensch den Sinn der Lebensschöpfung, ebenso den Sinn der Weltschöpfung versteht, der Welt, die er selbst schafft, der Welt, die Gott geschaffen hat, der Welt, in der jeder Mensch lebt.

Fünftens. *Das Recht des Menschen auf das Leben, auf die Welt, auf die Freiheit.* Dieses Recht ist von Gott gegeben und durch das Gesetz jedes Menschen befestigt, durch das Gesetz, dem zugrunde jeder Mensch die Lebensentwicklung und seinen Willen legt.

Sechstens. *Der Wille des Menschen* ist der Sinn aller Handlungen in der ganzen Welt, in der Seele von jedem und im Leben aller Menschen. *Der Wille, Leben zu schöpfen,* ist der Wille des Menschen. *Der Wille, die Welt zu schaffen,* ist der Wille des Menschen. *Der Wille, zu lieben, an Gott zu glauben und die Welt und das Leben aller Menschen zu schaffen,* ist der Wille des Menschen, der Wille, der durch das legitime Recht aller und eines jeden Menschen bekräftigt wird. *Der Mensch hat das Recht in der Welt zu leben,* in der Welt, die Gott geschaffen hat, geschaffen nach den Gesetzen, die alle Menschen akzeptiert haben. *Der Mensch hat das Recht, das Leben und die Welt jedes Menschen zu kreieren,* und in dieser Kreation sich selbst und seine Entwicklung zu sehen.

Siebentens. *Die Pflicht jedes Menschen ist es, das glückliche Leben und die sichere Welt zu erschaffen* und sich daran zu halten, diese Pflicht stets zu erfüllen.

Achtens. *Das Wort des Menschen. Der Sinn jedes Wortes des Menschen und seine Grundlage ist die Entwicklung des Lebens und der Welt aller und eines jeden einzelnen,*

© И.В. Арепьев, 2009

die Quelle des Lichtes der Handlung der Seele. Die Primärquelle des Wortes ist die Primärquelle der Schöpfung der Welt. Die Bedeutsamkeit der Primärquelle eines Wortes ist genauso wirkungsvoll und kraftvoll wie die der Menschen. Jeder Mensch stützt sich beim Treffen mit einem anderen Menschen immer nur auf das eine — *auf das Wort seiner Seele,* das Wort, das Leben in sich trägt. Und daraus resultiert alles. In der ganzen Welt und in jedem Menschen.

Neuntens. *Die Verantwortung des Menschen. Jeder Mensch ist für sein Leben verantwortlich. Ebenso - für die Welt, für die Ereignisse und den Weg,* wie auch *für das Wissen und die Handlungen,* die er schafft, die er zeigt, die er trägt, über die er spricht und die er in seinem Inneren und rings um ihn herum erschließt.

Zehntens. *Die Handlungen jedes Menschen sollen immer, überall und in jeder Hinsicht mit den Handlungen und dem Wissen Gottes im Einklang sein, da Gott das Leben aller und eines jeden einzelnen sowie die Welt aller und eines jeden einzelnen ist. Gott ist der Mensch.* Und der Mensch sowie alles rings um ihn herum, das von Gott geschaffen ist, Gott persönlich ist.

Wenn der Mensch diese Gesetze in und mit seiner Seele akzeptiert, schafft dies im Geist jedes Menschen ein Bild, das die Welt, Gott und den Menschen zum Vorschein bringt.

Der Sinn dieses Buches ist es, jeden Menschen zur Ebene seiner persönlichen Wahrnehmung und der Wahrnehmung aller Menschen, zum Verständnis des Mechanismus der Wahrnehmung der Welt und des Lebens jedes Menschen zu führen, sodass jeder versteht, wie es ist und wie es sein sollte. Und es sollte so sein, wie es in der Seele jedes Menschen ist.

I. Arepjev

Rezension

Im Buch „Die Welt des Menschen" ist die Struktur des geistigen Aufbaus der Welt beschrieben, der Welt, in der der Mensch lebt und die er verkörpert. Das Wissen dieser Struktur gibt den Menschen einen Grund zum Nachdenken und weitere Handlungsmöglichkeiten für jeden, gleich und frei in der Schaffung der Welt des Lebens aller Menschen zu sein.

Im Buch ist die Menschenseele wie eine Struktur dargestellt. Eine Struktur, die die Welt des Lebens des Menschen schafft und alle um den gemeinsamen Gedanken übers Leben vereint. Dadurch entsteht die Ebene der Wahrnehmung der Welt des Menschen, der Welt, die er sieht, in der es keine Einschränkungen oder begrenzte Möglichkeiten im Leben eines Menschen gibt. Die thematische Erläuterung der Grundlagen des Menschen aus Sicht des Verständnisses von sich selbst und der Welt ringsherum trägt dazu bei. Die Monokratie der Schaffung des Menschen und der Welt wird verständlich. Genau dies bildet die Grundlage für die Entwicklung aller Menschen in einem einheitlichen Lebensraum. Dies geschieht durch eine einheitliche Wahrnehmung des Lebens im Ganzen sowie die freie Auswahl des Menschen, seinen Weg der Schaffung der Lebenswelt so zu kreieren, wie er es möchte.

Der Sinn der Seelenentwicklung ist zumal der Sinn der Entwicklung der Substanz des Lebens jedes Menschen. Und dies kann man, ohne übertreiben zu wollen behaupten, öffnet einen neuen Weg der Entwicklung aller Menschen. Die Grundlage dieses Weges liegt im Studieren der Kenntnisse der Seele über die Bildung der Lebensmaterie, mit der Absicht, die Weltentwicklung in die Richtung der Neuschaffung und Schaffung einer neuen Perspektive zu lenken. Dabei gehen die Fragen über Entstehung von Problemen und Zerstörung in eine andere Form der Wahrnehmung der Schaffung der Unendlichkeit des Lebens für alle über. Dann wechselt die Rettung der Welt in eine Form der Schaffung von unzerstörbaren materiellen Grundlagen über. Auf diese Grundlagen kann sich dann jeder Mensch stützen, was ihm wiederum hilft, solch ein Leben zu schaffen, dass ihm sein Dasein Spaß macht und nicht darin besteht, dort zu überleben, wo Gott für uns die Welt der Freude, der Schönheit und des Guten geschaffen hat. Die Fähigkeit, die Welt Gottes zu sehen ist die Fähigkeit, die eigene Seele zu sehen und den Sinn des Lebens zu verstehen.

Das Buch bietet jedem Menschen die Möglichkeit, die Antworten auf die Fragen, die sich er und andere Menschen im Inneren stellen, zu finden. Die Einstellung im Bezug

© И.В. Арепьев, 2009

auf die Welt des Lebens ist die Einstellung im Bezug auf die Seele. Die Antworten, die jeder Mensch bekommt, spiegeln die Entwicklung seines Lebens wider. Und in seinem Leben findet er genau das, was er selber schafft, sobald er den Sinn der Schaffung des Lebens verstanden hat. In diesem Buch ist das Gesetz über die Ebenbürtigkeit aller Menschen, und zwar als eine Grundlage für die Entstehung aller Gesetze des Lebens des Menschen und der Prinzipien der Lebensentwicklung formuliert. Dieses Gesetzt zeigt sehr genau die Richtung der Entwicklung der Denkweise des Menschen, um eine Perspektive schaffen zu können, die es ihm ermöglicht, glücklich zu sein. Glücklich, dass es unbegrenzte Möglichkeiten gibt das und der zu sein, was und wer er sein möchte. Glücklich zusammen mit allen anderen in dieser Welt leben zu können. In der Welt, in der Gott und der Mensch durch die Schaffung und Entwicklung des Lebens verbunden sind.

Der Leser

© И.В. Арепьев, 2009

KAPITEL XVI

Alle Menschen und Terrorismus | Thema 142

Wen gibt es in der Seele eines Menschen? In der Seele eines Menschen gibt es alle Menschen.

Und wer sind alle Menschen? Alle Menschen sind ein Mensch.

Kann ein Mensch unter allen anderen Menschen leben? Ja, er kann, wenn er mit den anderen Menschen ein freundschaftliches Verhältnis pflegt.

Und können alle Menschen ohne einen Menschen leben? Offensichtlich ja, wenn sie mit ihm Freundschaft pflegen.

Kann ein Mensch ohne Gott leben? Ohne Gott, der ihn geschaffen hat? Können Menschen ohne Gott leben? Nein, weder ein Mensch, noch alle Menschen können ohne Gott leben. Aber viele können Ihn vergessen, weil sie es einfach tun müssen, um gewisse Dinge ohne Gott erledigen zu können. Dinge, die alle Menschen sowie all das, was von den Menschen geschaffen worden ist, zerstören.

Warum fängt das Buch „Die Welt des Menschen" mit dem Thema „Die Menschen und der Terrorismus" an, während sich das Finale des Buches „Erkenntnis des Menschen" mit dem riesigen Thema öffnet, wie sich das Leben als das Gute in den Menschen erschließt. Das Gute, in dem ein Mensch für sich gleichzeitig das Licht und den Weg öffnet. Was ist Terrorismus und woher kommt er, wenn wir alle Menschen sind und einander so behandeln wie ein Mensch andere Menschen behandeln soll? Warum erscheint etwas, was in die Welt das Böse bringt. Etwas, was in die Welt die Finsternis der Unwissenheit bringt, in der Menschen für andere Menschen entscheiden, ob sie leben dürfen oder nicht; ob die Welt zu erschaffen ist oder nicht; ob man Kinder großzieht, wodurch man seinen Weg und sein Heim baut – ein Heim, das alle mit Lächeln und Freude begrüßt - oder sich der Grenze, hinter der es nichts gibt, annähert? Warum dringt in die Welt der Menschen etwas ein, was jeder Mensch, der auf dem Weg zu Gott ist, für seine Seele und auch für sein Leben nicht akzeptabel findet. Und warum lassen sich Menschen in einigen Fällen sogar auf die Teilnahme an einem Zerstörungsprozess ein?!

Die Welt eines Menschen ist riesig. Deswegen ist es nicht einfach festzustellen, wie und wo jeder von uns den Schritt macht, der dazu führt, dass die Menschen erscheinen, die in ihrer Idee allein Zerstörung tragen. Und es ist auch nicht klar, wer das herausfinden soll, wenn jeder mit seiner persönlichen oder mit einer gesellschaftlichen Angelegenheit beschäftigt ist. Aber lassen sie uns dem Grund des Problems nähern, indem wir versuchen zu klären, wo die Ursache der Ereignisse liegt, die an verschiedenen Orten

© И.В. Арепьев, 2009

geschehen, und die von vielen Menschen nicht anerkannt und nicht verstanden werden.

Am Anfang unseres Weges haben wir über die Welt, über einen Menschen und seinen Weg, über Gott, über die zeitlosen Werte, die Gott jedem Menschen - und damit allen Menschen - geschenkt hat, gesprochen. Und der Mensch hat das Geschenk Gottes angenommen und hat sich auf den Weg begeben, auf dem er unter den anderen Menschen ist, aber trotzdem allein, da er seine Gedanken nicht mit den anderen teilt.

Und was für Gedanken haben Menschen? Wie es sich gezeigt hat, sind alle Gedanken verschieden. Außerdem, je höher der Posten eines Menschen ist, desto globaler sind seine Gedanken und diese scheinen über alle anderen Menschen zu sein. Aber in der Praxis münden die Gedanken über alle Menschen in die Gedanken über sich selbst, darüber was Großes man begehen soll – eine Großtat für alle, das heißt für sich selbst. Er spricht über alle, in seinen Gedanken möchte er aber was für sich selbst schaffen. Und vieles, worüber geredet wird, geschieht nicht immer: viele Menschen benutzen in ihren Reden die richtigen Worte, richtig für andere, aber sich selbst sehen sie in diesen Worten nicht. Das heißt wiederum, dass sie auch andere Menschen in der in ihrer Rede angesprochnen Realität nicht sehen. Deswegen wird diese Realität nicht wahr: weder in der Welt, noch im Leben der Menschen, die darauf gehofft haben. Ungerecht? Wahrscheinlich, schon.

Gibt es viel Ungerechtigkeit, die von Menschen selbst geschaffen und gezeigt wird? Wahrscheinlich, viel.

Und kann es sein, dass es Menschen gibt, die mit der Meinung der Mehrheit nicht einverstanden sind? Wahrscheinlich, ja.

Warum gibt es solche Menschen? Offensichtlich, weil sie nicht einverstanden sind. *Einverständnis* bedeutet Anerkennung, und wenn es keine Anerkennung gibt, dann gibt es auch kein Einverständnis der Menschen mit jeglicher Handlung. In diesem Fall leisten die Menschen den anderen Widerstand, was zu der Meinung der Mehrheit und dem Weg der menschlichen Entwicklung ein Gegengewicht bildet. Dieser Widerstand entsteht dann, wenn eine Verkennung da ist, die durch den Betrug anderer Menschen verstärkt wird. Manche Menschen sind von ihren Gefühlen so überfüllt, dass sie den Begriff des Guten gegen das gewisse Böse tauschen, und ihr Böses gegen das Gute, wodurch sich ihr eigener Menschenkern, der fähig ist, die reale Welt von den Worten der Leere zu unterscheiden, ändert. Sobald es geschieht, fällt es demjenigen sehr schwierig, sich in der Welt der Menschen zurechtzufinden.

Die Begriffe der Rettung und der Hilfe für die Menschen erwerben einen ganz anderen Charakter, andere Auswirkung und anderen Klang. Und der Mensch macht unbewusst einen Schritt dahin, wo er persönlich keinen Ausweg aus der gegebenen Situation sieht. Und wenn es einen Ausweg geben sollte, dann ist er eng mit Abgang anderer Menschen verknüpft. Immer und überall, jetzt und zu allen Zeiten bringt so eine Tat Verurteilung gegenüber den Menschen, die einen solchen Schritt gemacht haben. Aber oft ist so eine Tat unpersönlich, da es den Menschen schwer fällt anzuerkennen, dass es in dieser glücklichen Welt Menschen gibt, die ihr Leben nicht schätzen und es nicht weiter entwickeln. Diese Menschen schmieden Pläne: sie tragen sich mit dem Gedanken, diese Welt zu verlassen, dabei andere Menschen mitzunehmen, obwohl diese noch vorhaben, sich weiter zu entwickeln, Einiges zu erleben sowie anderen Menschen zu helfen.

Das alles geschieht auch, weil im glücklichen Leben der Menschen, um leben zu können, ein Mensch darum kämpfen muss. Er muss um seinen Platz in dieser Welt und in der Gesellschaft sowie um den Platz im Staat kämpfen. Wenn der Mechanismus der Menschenlebensstruktur - von den Menschen akzeptiert und anerkannt - einen Kampf vorsieht, bedeutet das, dass dieser Regulierungsmechanismus auch Opfer dieses Kampfes vorsieht. Reden wir etwa nicht darüber, wenn wir auf Unverständnis, Aggression und Ungerechtigkeit in unserem Leben gestoßen sind? Reden wir etwa nicht über die Situation, die hier und da das menschliche Böse erweckt? Sehen wir etwa nicht diese Situation? Aber wir wissen nicht, was wir tun sollen: mit dem Bösen zu kämpfen — es wird sich bloß vermehren, es nicht zu beachten – es wird wachsen wie Unkraut.

Was soll ein Mensch tun, damit das Böse in seinem Inneren nicht weiter wächst und damit es um ihn und andere Menschen herum nicht wächst und alle mit dem Bösen ansteckt? Und wodurch äußert sich das Böse? Vielleicht dadurch, dass wir nicht sehen, nicht hören und es sogar nicht wollen? Dadurch, dass wir uns und andere Menschen nicht hören und nicht sehen wollen? Jeden Tag treffen wir verschiedene Menschen, darunter auch unsere Bekannten, aber manchmal haben wir überhaupt keine Lust, sie zu sehen und zwar aus dem Grund, dass wir von uns selbst oder von diesen Leuten müde sind, weil wir uns langweilen. Und diese Müdigkeit erweckt das Böse.

Wer wählt den Weg aus? Der Mensch selbst oder jemand anderes für ihn? Offensichtlich, der Mensch selbst. Diesen Weg geht dann der Mensch und begegnet allen Menschen oder vielen als Verkörperung aller Menschen. Er begrüßt sie und sagt Ihnen „Danke", „Bitte", „Frieden sei mit Ihnen", „unser Gott" und erzählt über die Realität, wo Gerechtigkeit, Ehrlichkeit und der Weg der Vereinigung aller *Menschen* dessen *Glück* ausmachen.

Und wo befindet sich so ein Weg, in dem alle Menschen vereint sind, und wodurch äußert er sich? Offenbar ist dieser Weg *der Weg aller Menschen zu Gott; der Weg, der uns alle durch die Idee der Rettung der Welt und sich selbst vereint. Uns so, durch unser*

© И.В. Арепьев, 2009

Glauben vereint, gehen wir zusammen mit anderen Menschen diesen Weg.

Und warum muss man diesen Weg gehen? Offensichtlich, weil in der Welt – in der Gesellschaft der Menschen — Menschen erschienen sind, deren Name „Terrorismus" lautet. Es sind keine Vernichtungssysteme mehr, die von Menschen erschaffen worden sind, um sich selbst und die ganze Menschheit zu vernichten. Es ist sogar kein System der Unterdrückung und Demütigung einer Persönlichkeit; und auch keine Lüge und Unwahrheit – sondern die Menschen selbst. Durch das Unterdrücken der ganzen Welt verbreiten diese Menschen Ideen, die dem Leben als solches widersprechen.

Und viele beachten es gar nicht, weil sie es schon als alltäglich betrachten, und entwickeln weiterhin noch mächtigere Raketen für die Vernichtung der Menschen. Viele Staaten sprechen über das Gesetz der Todesstrafe. Viele sprechen über ihre eng verbundene und friedliche Familie und dabei hören sie ihre Nachbarn und Nachbarstaaten nicht. Es geschieht im Leben vieles, was unserer Aufmerksamkeit entgeht, weil wir unbedingt etwas sehr Wichtiges in diesem Leben erledigen müssen. Im Leben, in dem es Menschen gibt, die ihre Interessen in der Gesellschaft durch ihren eigenen Tod sowie den Tod anderer Menschen äußern. Und unsere Verhältnisse stellen einen Kampf dar, an den wir uns gewöhnt haben. Gesetze, wie man so schön sagt, haben weite Maschen. Und wir alle wissen es, jeder hatte im Leben eine persönliche und gleichzeitig eine globale Situation, und wir wundern uns weiter und verurteilen Terroristen. Warum haben sie sich in unsere Gedanken und in unsere Gesellschaft eingeschliffen? In die Gesellschaft der Menschen, die sich Gedanken über das Leben machen und eine Gesellschaft bilden, die ihre Lücken hat? Na und, was ist schon lückenlos?

Wir alle bauen eine Welt. Jeder Mensch und jeder Staat - auf seine eigene Art. Es macht nichts, dass die Welt so vielfältig ist. Wir treffen uns, wir unterhalten uns über die Welt, die von Gott geschaffen wurde; über die Zukunft dieser Welt; wir finden Berührungspunke heraus. Wir gehen auseinander und sagen anderen Menschen, die unter der Armutsgrenze leben, dass alles gut wird. Und diese Menschen bemühen sich, daran zu glauben, und die Situation ändert sich nicht.

Also wer ist er - Mensch und Terrorist? Ob er der Mensch ist, der in seinem Inneren niemandem mehr traut, der in allen Menschen seine Feinde sieht, der in der Gesellschaft lebt, aber in seinem Nächsten keinen Menschen sieht, sondern denjenigen, der durch das Leben hastet und andere gar nicht beachtet? Sobald *wir uns geändert haben, ändert sich unser Umfeld und unsere innere Welt.* Sobald wir uns ehrlich zugestanden haben, wo wir im Unrecht waren, verschwindet die Ungerechtigkeit aus unserem Leben. Sobald *wir anfangen, nach unserem Gewissen zu handeln, wird das Gewissen zu unserem*

Gesetz. Sobald *wir das Wesen eines Menschen und seine Bestimmung verstanden haben, indem wir mit unseren Handlungen allen Menschen entgegenkommen, finden die Menschen ihren Lebenshalt, das Leben selbst, die Stütze in sich selbst und in ihrem Wissen.* Sobald *wir anfangen, an uns selbst und an andere Menschen zu glauben, zeigt uns der gemeinsame Glaube den Weg.* Und dieser Weg führt uns zu uns selbst. Der Weg, auf dem jeder einen Gott in seiner Seele und einen Gott in der Welt findet. In der Welt, in der er lebt. In der Welt des Guten, die das Licht der Handlungen aller Menschen darstellt. Und dieser Weg der Bildung einer Gesellschaft und eines Staates in der Welt ist für alle verständlich und hell, da dieser Weg von Grund auf ein Weg der gerechten Menschen ist. Ein Weg, wo die Gerechtigkeit selbst das Leben eines Menschen und seine reale Entwicklung in der ganzen Welt ist.

Die Gesellschaft, in der der Terrorismus zum Vorschein kommt, ist eine Gesellschaft der Menschen, die ihre Verbindung zu Gott, zu ihrer Seele und das Interesse an dem Leben anderer Menschen verloren haben. Eine geistige Gesellschaft, die den Glauben an die Wahrheit der Menschenwelt für das Wichtigste hält, trägt die Gerechtigkeit, die sich in der tatsächlichen Handlung aller Menschen und in der gegenseitigen Unterstützung widerspiegelt. Das ist eine Gesellschaft, der die Entwicklung eines Menschen sowie aller anderen Systeme, dessen Aufgabe es ist, Menschen zu helfen, über alles geht.

Und es gibt eine andere Gesellschaft, wo Menschen in einem Haus leben, aber sich wie Gäste fühlen, als ob dieses Haus für sie fremd ist, als ob alles was es im und außerhalb dieses Hauses sowie in ihrer Umgebung gibt, sie zum ersten Mal sehen und nicht wissen, was sie damit anfangen sollen. Und der jenige, der es weiß, tut es nur für sich selbst, als ob andere gar nicht existieren, genauso als ob das Wissen darüber gar nicht vorhanden sei.

Alles, was uns umgibt, ist eine Spiegelung dessen, was in uns als Menschen drin ist. Alles, was wir sehen, ist die Auswirkung unserer Gedanken über unser Leben. Und wenn der Weg uns in die falsche Richtung führt, dann sollten wir diesen Weg verlassen und dahin gehen, wo wir alle existieren und leben, und unser Leben auch weiter entwickeln. Offensichtlich soll der Mensch die Richtung des Verlustes von sich selbst und des Lebens nicht wählen, da er sich dort nicht findet sondern verliert, genauso wie er die ganze Welt und alle Menschen verliert. Dort, *wo Menschen in der Welt das Leben verbessern, dort ist die Welt aller Menschen.* Dort, wo Menschen die Welt des Lebens aller Menschen verlieren, indem sie Zwiespalt, Trennung und ihre harte Regierungsart verbreiten, ohne das Interesse aller Menschen zu berücksichtigen, dort bricht Terrorismus aus.

© И.В. Арепьев, 2009

Ein Mensch geht in die Richtung, wo das Glück und das Gute herrschen, wo sich alle Menschen aufhalten. Offenbar, sollen wir alle in die Richtung gehen, wo wir alle Menschen sind - Menschen des Friedens und des Lebens, Menschen die an Gott glauben, der uns das Leben und die Welt geschenkt hat. Aber zunächst machen wir uns die Mühe und versuchen zu verstehen, was das Leben und die Welt eigentlich ist, ohne Ideen, die der Welt und dem Leben aller Menschen widersprechen, hineinzubringen!

Danke!

20.06.07

Gesundheit des Menschen und Ereignisse in seinem Leben | Thema 143

Alle Menschen achten auf ihre Gesundheit, damit möchten sie die Voraussetzungen für gute Ereignisse in ihrem Leben schaffen. Die Ereignisse im Leben eines Menschen sind eng mit seinen Gedanken und Handlungen verbunden. Alles was man über seine Vorhaben und Handlungen in Gegenwart und Zukunft denkt, geht direkt in den Menschen hinein und hat einen großen Einfluss auf seinen physischen Körper.

Die *Ereignisse im Leben des Menschen* spiegeln die Gedanken, die dieser Mensch in die Umwelt sendet, wider. Anhand der Gedanken eines Menschen ist es möglich vorauszusagen, welche Ereignisse ihn in seinem Leben erwarten. Diese *Ereignisse sind nichts anderes, als eine koordinierte Handlung der Gedanken und des physischen Körpers des Menschen.* So eine Art der Gedankenäußerung – durch den Körper – führt zu bestimmten Handlungen. Diese bringen dem Menschen wiederum entweder eine positive oder eine negative Reaktion der Umwelt. Diese Reaktion erzeugt die Energie der Ereignisse, die aus verschiedenen Gründen gerade geschehen oder schon geschehen sind. Es entsteht Energie, egal ob das, was man sich in seinen Gedanken vorgestellt hat, geschehen ist oder nicht. Diese Energie wird vom Menschen in seiner Umgebung aktiviert und bleibt solange bei ihm, bis er ein weiteres Erlebnis hatte.

Es ist also so, dass das *Ereignis selbst bestimmte Energie in sich trägt.* Energie, die der

Mensch mittels seiner Gedanken in seinem Körper erzeugt hat. Energie, die darauf gerichtet ist, Träume und Vorhaben des Menschen zu verwirklichen und ihm zu zeigen, was daraus in der Realität geworden ist. Das vom Menschen modellierte *Ereignis trägt die Energie seiner Gedanken sowie seines physischen Körpers.* Die positiven und guten Gedanken des Menschen sind auf die Hilfe für alle Menschen gerichtet. Dabei stützt

© И.В. Арепьев, 2009

sich der primäre Gedanke des Menschen auf die Welt aller Menschen und die Idee der Hilfe für alle. Die *Gedanken des Menschen* spiegeln sich in seinem Körper wider und genießen die *Unterstützung jeder Zelle des Körpers*; sie verbrauchen in vollem Umfang die innere Energie, die der physische Körper des Menschen besitzt - *Energie der realen Reflexion der Welt aller Menschen*.

Die in der Umwelt realisierte Handlung, die Realität der Welt aller Menschen, die Realität der Hilfe sowie der Gesundheit jedes Menschen gibt dem Menschen die Möglichkeit des Austauschs mit seiner inneren Energie. Dies wiederum resoniert im Menschen in Form gesunder Energie und eines gesunden Geistes. In dem Fall ist die Gesundheit des Menschen nicht von den guten Ereignissen, die er für andere und für sich selbst geschaffen hat abhängig, sondern wird durch diese Ereignisse unterstützt und ausgeglichen.

Die negativen Ereignisse sind mit dem Menschen oder mit anderen Menschen, die eine negative Energie erzeugen, verbunden. Es kann mit der Zeit dazu kommen, dass sich durch diese negative Energie eine negative Information entsteht. Negative Information im Inneren des Menschen wird durch negative und böse Gedanken der Menschen verursacht. In dem Fall geschieht Folgendes: der Mensch sendet in die Umwelt einen Impuls - mit dem Zweck, bestimmte Ereignisse ins Leben zu rufen. Dieser Impuls sammelt im Körper an der Außenseite der Zellen die äußere Energie, die sich rings um die Zellen und inneren Organe befindet, und richtet diese Energie auf die Unterstützung bei der Erfüllung der Idee des Menschen. Das alles führt zur Erschöpfung des Menschen durch den Verlust der Körperenergie. Einige Menschen verbrauchen ihre innere Energie, die aus den Zellen und Organen kommt, indem sie vor Wut platzen und durch ihre bösen Handlungen die negative Information erzeugen. Dies führt dazu, dass sich in ihrem Körper eine Krankheit entwickelt. Was für eine – hängt davon ab, welches Ereignis der Mensch geplant hat.

Der Mensch macht Pläne für sein Leben und überlegt sich Mittel und Wege für deren Umsetzung. Also beginnt der Mensch nachzudenken. Mehr und mehr Gedanken sammeln sich im Inneren des Menschen und ziehen zu sich die entsprechende Energie. Der Mensch sendet diese in die Umwelt und verstärkt ihre Wirkung durch seine Handlungen. Das dadurch zustande gekommene Ereignis spiegelt das Ergebnis dessen, was der Mensch geplant, erwartet und durchgeführt hat wider. Ebenso ist die Gesundheit des Menschen von diesem Ereignis betroffen. Die darin investierten Kräfte und Energie, wenn sie richtig und positiv sind, kehren verdoppelt zum Menschen wieder, so dass er noch mehr Kraft hat, den anderen zu helfen. Verschwendet der Mensch seine Energie,

© И.В. Арепьев, 2009

indem er versucht, die von ihm geschaffene Situation aufrecht zu erhalten, verliert der Mensch seine Körperenergie - bis er verstanden hat, wohin er gehen, was er tun und wie er sich aus der gegebenen Situation helfen soll.

Deshalb sind die Ereignisse der Menschen für ihr Leben und ihre Gesundheit so wichtig: sie spiegeln sich im Körper des Menschen wider - entweder als Heil und Wohlergehen oder als Probleme und innere Erschöpfung. Welche Ereignisse zum Lebens- und Gesundheitsstandard gehören und welche nicht, entscheidet der Mensch selbst. Von dieser Entscheidung hängt sein weiterer Weg ab: ein gemeinsamer Weg mit allen Menschen, der Weg in die Zukunft oder der Weg der Einsamkeit, der Weg ins Nirgendwo. Daher haben die unglücklichen Ereignisse eine innere Verbindung mit dem Körper des Menschen - durch die gesendete Energie. Diese Energie spiegelt sich im Inneren des Menschen an bestimmten Zellen oder Organen wider und zieht überflüssige, schwere Information an. Und diese Information ist fähig, die Funktion der Zellen und Organe zu beeinflussen. Wie lange sie braucht, um an die Oberfläche zu gelangen, hängt von ihrem Umfang ab: es kann sofort geschehen oder es kann eine Weile dauern.

Die im Körper des Menschen gebildete negative Information trägt in sich das negative Ereignis, das vom Bösen oder der Aggression des Menschen verstärkt wird und fast immer mit den Emotionen des Menschen verbunden ist. Dass der Mensch sich von solchen Emotionen leiten lässt, weist darauf hin, dass dieser Mensch sehr einsam ist und es in seinem Leben nichts und niemanden gibt, worauf er sich stützen kann. Die negative Energie zieht die negative Information zum äußeren Rand der Zelle oder des Organs im Körper des Menschen. Und der Mensch fängt an, sich unwohl zu fühlen. Dabei stellt die medizinische Instrumentaldiagnostik in der Anfangsphase kein sichtbares, klares oder vollständiges Untersuchungsergebnis fest. Grund: es gibt keine physischen Veränderungen, sondern die Funktion der Zellen und Organe wird durch die negative Energie und die Information über ein negatives Erlebnis des Menschen verändert. So liegen die Untersuchungswerte des Menschen innerhalb des zulässigen Normbereichs, wobei er in seinem Inneren das Element der Zerstörung und Verhinderung der normalen Funktion des Organismus trägt. Dies führt zu Dysfunktion und Dysbalance des Organismus, was dem Menschen und seiner Gesundheit Probleme bringt.

Solange der Mensch das Ziel, das er sich selbst in seinem Leben gesetzt hat, nicht erreicht hat, solange sein Weg ihn in die Sackgasse der Illusionen oder Wut führt, solange er den richtigen Weg, der ihm aus der gegebenen Situation hilft, nicht findet, solange wird ihm seine Gesundheit Probleme bereiten. Die *richtige und notwendige Lösung liegt in der Transformation/Modifikation des Gesundheitsproblems des Menschen.* Diese

Aufgabe wird die innere Energie des Menschen in der Tat beeinflussen, durch positive Information über die guten Ereignisse aller Menschen verstärkt. Jeder Mensch weiß, dass die Welt ewig existieren wird, deswegen ist er in seinem Inneren auf ein langes und glückliches Leben eingestellt. Der Mensch, der aus irgendwelchen Gründen weiß, dass die Welt angeblich plötzlich zerstört werden kann, trägt in sich die Reflexion dieser Zerstörung. So entsteht die innere Angst, die durch ihre Energie den Zufluss weiterer Information über den Weg des Menschen blockiert.

Die Menschen, die bestrebt sind, auf der Staats- und Gesellschaftsebene die Informationen zu verwalten, sollen sich äußerst behutsam verhalten und mit der Welt, in der sie mit den anderen zusammen leben, im Einklang sein. Wenn sie eine Entscheidung getroffen haben, ein System der Unterdrückung oder Vernichtung des Menschen und der ganzen Menschheit zu schaffen, können sie damit den Mechanismus der kollektiven Energie und weiterer Informationsbildung auslösen, die aber in die falsche Richtung führen – eine Richtung jenseits der Entwicklung des Menschen - wo auf der Tagesordnung die Frage über dringende Maßnahmen für die Rettung der Menschheit auftauchen kann.

Um eine sichere Welt für alle Menschen zu schaffen, soll der Mensch unschädliche Gedanken haben. Und dafür muss man offensichtlich solche Arbeits- und Lebensbedingungen schaffen, dass der Mensch sich frei und unabhängig fühlt. Und dies kann dann geschehen, wenn der Mensch selbst an der Welterschaffung aktiv teilnimmt.

Mithin ist *die Gesundheit des Menschen mit seinen Ereignissen direkt verbunden*. Wenn der Mensch nichts unternimmt, verbraucht er seine innere Energie dafür, die gegebene Situation zu verstehen und hinter sich zu lassen. Der Kummer lässt den Menschen nicht locker, bis die Ereignisse sich verbessert haben. Und dies beeinflusst in erster Linie seinen inneren physischen Zustand. Wenn der Mensch zu viel des Guten hat, fängt seine innere Energie an, zu stauen und dies führt zu Krankheiten des Körpers. Beiden Situationen bringen dem Menschen keine Freude. Und solange in der Gesellschaft der Menschen kein Ausgleichssystem existiert – Menschen helfen Menschen – weiß keiner sich zu helfen.

Einer weiß nicht, wie er Geld für seinen Urlaub auftreiben soll. Der Andere weiß nicht, wie er sein Geld anlegen soll. Das Letzte verbraucht auch viel Energie: man muss sein Geld so anlegen, dass ihm das Geld nicht verloren geht und er für seinen Urlaub noch Geld übrig hat. Manchmal kann keiner von ihnen ahnen, dass sie alle in einer kultivierten Menschengesellschaft leben. Solange diese Frage nicht gelöst und der Weg der weiteren Entwicklung des Menschen nicht definiert ist, werden die Ereignisse sowie die

© И.В. Арепьев, 2009

Gesundheit des Menschen schief verlaufen. Und solange schwingt ein Pendel: zu einer Seite – lachen, zu der anderen - Schweigen. Auf einer Seite weiß man nicht, was zu tun ist, weil man schon alles hat was zu haben ist, auf der anderen befindet man sich in der gleichen Verfassung, denn der Anreiz fürs Leben fehlt, weil all das was an weitere Entwicklung des Lebens denken lässt, fehlt.

Infolgedessen sollte man, bevor man sich zukünftige Ereignisse vorstellt, diese Vorstellung mit der richtigen Information füllen. Mit der Information über die Welt aller Menschen, über das Leben und ihre glückliche Entwicklung, die durch die Energie des Menschen und seine Gedanken über das Glück, das Gute und die Gerechtigkeit verstärkt wird. In einer glücklichen Welt leben glückliche Menschen, die genug Energie haben, um die feste und standhafte Information über das Leben aller Menschen zu bilden.

Das glückliche Leben des Menschen zeigt sich in seinem Gesundheitszustand, der Gesundheitsnorm jedes Mitgliedes einer großen Familie wie die Welt aller Menschen.
Danke. 24.06.07

Der innere Raum des Menschen. Teil I | Thema 144

Zunächst möchte ich zum neuen Thema „Der innerer Raum des Menschen" sagen, dass dieses Thema der Schlüssel zu allen anderen Themen und genannten Technologien ist. Und ich werde mich bemühen, es aus verschiedenen Blickwinkeln zu erläutern: aus dem Blickwinkel der Erklärung des inneren Raums des Menschen, seiner Welt, seiner Seele, des Handlungsspielraums und der Realisierung der Pläne des Menschen.

Gleich am Anfang des Themas werde ich ein Beispiel der Regeneration der Schilddrüse vorführen, und zwar für den Fall, wo sie durch eine Operation entfernt wurde und es an dieser Stelle nichts gibt, laut der Orthodoxmedizin. Lassen Sie uns zusammen *den Weg* der Regeneration des oben genannten Organes eines Durchschnittsmenschen *gehen*, um den technologisch-praktischen Prozess der Regeneration des Gewebes zu verstehen. Dabei nähern wir uns der wunderbaren Welt des inneren Raumes des Menschen und treten in diese Welt hinein. Dem Regenerationsprozess liegen viele Prozesse und Gesetze zugrunde, die nicht nur

mit der Erneuerung des Gewebes verbunden sind, sondern auch mit der Informationsbeschaffung, der Energieaktivierung, der Zeitverwaltung, der Schaffung günstiger Ereignisse im Leben des Menschen, im Leben, in dem er alles im Griff hat, der Erscheinungsform der Außenwelt als ganzheitlichen Raum des Menschen.

Jetzt noch Mal der Reihe nach und aus jedem Blickwinkel. Eine Verschlechterung der Funktion eines Organes bedeutet eine Verschlechterung der Ereignisse in der Umwelt. Das negative Ereignis, das in seinem Wesen die Informationen der Zerstörung trägt, ist mit Energie gefüllt, die im Körper des Menschen reflektieren kann. Dabei verschlechtert sie zunächst die Funktion, dann bringt sie die Zellen, die Systeme, die Organe oder ein Organ in den schlechten Zustand - den Zustand der Krankheit. Diese Energie klebt sich fest, sozusagen, an die Zellen und innere Organe des menschlichen Körpers, um die gesunde Energie aufzusaugen, da die negative Information es fordert.

Vielleicht gibt es deshalb viele Menschen, die in ihrem Inneren Wut verspüren, hinterhältig sind und von anderen Menschen Energie saugen. Sich neben diesen Menschen zu befinden ist sehr schwer. Man hat das Gefühl, dass die innere Kraft einen verlassen hat. Sobald aber dieser Mensch Weg ist, wird die Energieressource dank dem Außenraum der Welt wieder aufgefüllt. Und der Mensch fühlt sich wieder wohl und behaglich.

Sprich die Entfernung eines Organes führt dazu, dass der Körper des Menschen die notwendige Information und notwendige Energie verliert, die für die Ganzeinheitlichkeit des Organismus sehr wichtig sind. Wenn es zur Gesundheitsverschlechterung kommt oder erst recht zur Funktionsstörung eines Organes des menschlichen Körpers, sollte man anscheinend über den Weg nachdenken, den man früher gegangen ist und zum Zeitpunkt des gewissen Unbehagens stehen geblieben ist und es hat gar nicht bemerkt. Die Wegunterbrechung, das Missverständnis sich selbst, anderer Menschen sowie der Welt hat eine Stauung im menschlichen Körper verursacht - die Stauung der Energie, der Information und der Ereignisse, was zu einem nicht gerade sehr guten Ergebnis führen kann. Deswegen liegt der Ausweg darin, den Weg wieder zu finden, zu verstehen wohin es in diesem Leben zu gehen gibt und mit wem was zu unternehmen ist. Es scheint auf den ersten Blick ganz einfach zu sein. Eine Situation kann einfach sein, wenn sie sich nicht im Inneren des Menschen, seines Körpers widergespiegelt, im Gegensatz zum Ereingis. In dem Fall können wir eine einfache Regel aufstellen: Der Mensch selbst kreiert seinen Weg, dabei bestimmt er die Richtung der Erfüllung seiner Lebensaufgabe und dann schafft er im Leben das für ihn selbst sowie für die anderen notwendige Ereignis. An dieser Stelle möchte ich über die Verbindung eines jeden

Menschen mit anderen Menschen reden, und dafür möchte ich folgende Geschichte erzählen.

Viele Menschen haben sich versammelt und einstimmig beschlossen, dass sie eine glückliche Stadt der Menschen bauen werden. Gesagt – getan. Sie haben die Stadt ge-

© И.В. Арепьев, 2009

baut und beschlossen, dass sie alle vereint sind: alle wie einer, einer wie alle. Und so lebten sie gut und glücklich und verabschiedeten Gesetze und Regeln, die den Wohlstand der Menschen weiter verbesserten. Zu dieser Zeit erschien außerhalb der Stadtmauer ein Mensch - ein Alleingänger. Die glücklichen Menschen riefen ihn nicht in ihre Stadt, und er strebte gar nicht danach, hinein zu gehen. Um die Stadt herum war Wüste, und offenbar war der Mensch nicht so glücklich und wohlhabend, wie die Menschen in der glücklichen Stadt. Er hungerte, und hatte nicht genug Wasser zu trinken. Aber seinem Benehmen konnte man auf keine Weise entnehmen, dass er sich danach strebte, in die glückliche Stadt hinein zu gehen. Er lebte in der Wüste, nicht weit von der Stadt, die aus Sicht der gegebenen Situation nicht mehr glücklich, sondern eher ein bisschen problematisch aussah. Viele Menschen in der Stadt fingen an zu merken, wie unvollkommen die von ihnen verabschiedeten Gesetze und Verhaltensregeln waren. Solange sie alles hatten und nicht an sich und die Menschen von nebenan dachten, schien alles gut zu sein. Aber dieser Mensch außerhalb der Stadtmauer zeigte durch seine Art und seine Handlungen, wie unabhängig und glücklich er da ist, wo er es für richtig hält.

In der Stadt, genauer gesagt in den Menschen, hat sich etwas geändert, und dieses etwas hat ihre Welteinsicht von innen verändert. Als ob die Menschen die ganze Zeit geschlafen hätten. Da bei den vorhandenen guten Gesetzen der Stadt es niemanden gab, der den Menschen in die Stadt eingeladen hätte, damit er sich Eindruck über ihr Leben verschaffen und über sein Leben reden konnte. Viele haben angefangen zu verstehen, dass das Gesetz allein sie nicht schützt. Es dient sogar nicht für ihre Entwicklung, sondern legalisiert ihr bürgerliches Vermögen, das der Stadt gehört. Und es gibt einfach keine Regeln über die richtigen Handlungen. Deswegen kann der Mensch, den sie jeden Tag hinter der Stadtmauer sehen, nicht in die Stadt hineinkommen und schon gar nicht in der Stadt leben bleiben, da es unter diesen Menschen und diesen Gesetzen keinen Platz für ihn gibt. Keinen Platz für den Menschen, der in diesem Leben nichts hat, nichts außer dem Leben selbst.

Die Menschen haben eine Versammlung abgehalten und haben geredet und diskutiert über den Menschen, der in der Wüste neben der Stadtmauer gelebt hat und den sie nicht gekannt und mit dem sie nie gesprochen haben. Die Menschen haben eine Entscheidung getroffen, wie sie ihm helfen können. Sie haben ihre Gesetze nicht geändert, aber es ist ihnen gelungen, ihre Gemeinsamkeit und Zusammengehörigkeit zu verstehen, indem sie Folgendes gesagt haben:

Ist es unsere Stadt?

© И.В. Арепьев, 2009

- Unsere.

Ist es unsere Welt?

- Unsere.

Ist es unsere Wüste?

- Unsere.

- Ist dieser Mensch dort, in der Wüste, so wie wir? – Ja, ist er.

- Sind wir alle in dieser Welt vereint, weil wir alle Menschen sind?

- Ja, sind wir, — antworteten allen.

- Bedeutet es, dass unsere Aufgabe es ist, dem Menschen in der Wüste zu helfen, um uns selbst zu helfen, diese vereinte Welt zu erkennen?

- Ja, — antworteten alle.

- Könnte es in der ganzen Welt fremde Wüsten, fremde Welten, fremde und überflüssige Menschen geben?

- Nein, — antworteten alle Menschen.

Und alle haben es entschieden, dass der Raum der Menschen für alle da ist, die Welt - für alle, die Stadt ihres Glückes — für alle, ihre Gesetze — für alle, und die Hilfe für alle Menschen — die Hilfe für sich selbst.

Kaum haben sie diese Entscheidung getroffen, hat es an dem Stadttor geklopft - es war der Mensch aus der Wüste. Er ist gekommen, um den Menschen dieser großen und glücklichen Stadt zu helfen, die Welt aller Menschen und in dieser Welt sich selbst zu finden. Und alle Menschen sind zum Stadttor gekommen und haben es mit der einstimmigen Entscheidung ihrer Seelen geöffnet – jedem Menschen der Welt entgegen.

In der Welt der Menschen gibt es den einheitlichen Raum der Welt und des Menschen, in dem es alle Menschen gibt. Im Inneren des Menschen gibt es inneren - geistigen - Raum. Dieser bildet die physische Materie auf der Basis der Kreation einer Persönlichkeit, die als ein gewisses Grundgerüst für die Bildung der Materie dient. Dieses *Gerüst des Menschenwesens* ist nichts anderes als das *Bewusstsein des Menschen*, das auf die Idee der Bildung und Entwicklung des Lebens aller Menschen im physischen Körper ausgerichtet ist, auf den Raum der Seele, des Geistes und des physischen Körpers, der vom Bewusstsein des Menschen gesteuert wird. Und wir, Menschen, verzichten gewissermaßen auf den Weg der geistigen Entwicklung und gehen den Weg des technischen Progresses. Wir erschaffen Technik, dabei legen wir unser Verständnis von uns selbst zugrunde aber von der logischen Seite her, d.h. von der Außenseite, und nicht von der inneren - der geistigen. Wir richten unseren Blick auf die Welt aus unserem Inneren, von unserer geistigen Seite, und nicht von der Außenseite. So eine Interpretation und Ein-

© И.В. Арепьев, 2009

stellung ist der Schlüssel zur Enträtselung des Menschen und der Welt. Und der jenige, der es versteht und den Weg der geistigen Entwicklung geht, wird verstehen, was für Schlüssel ich meine. Und die, die denken, dass sie es nicht verstehen, brauchen nicht traurig zu sein: Wir alle treten früher oder später in die wahre Welt ein und finden den Schlüssel in unserer Seele.

Der Verzicht des Menschen, die Welt mit den Augen seiner Seele zu sehen, ist ein Verbot, eine Einschränkung, die der Mensch sich selbst stellt. Der *innere Raum des Menschen* ist der Raum der Seele, des Geistes und der Gedankenäußerung des Menschen, der Raum seiner Wünsche und Ideen. Der *physische Raum des Menschen* ist der Raum der äußeren Ereignisse, der Raum des physischen Körpers, der Zellen, der Organe, der Raum der materiellen Elemente — des Bewusstseins des Menschen, des Lebensraums und des Raums der Informationen und der Zeit.

In diesem Raum, wie wir in dem Abschnitt über die Entfernung der Schilddrüse besprochen haben, hat es sich ergeben, offenbar aus Unwissenheit, dass der Mensch sich ein Organ entfernen ließ. Dabei wurde auch die Information des Körpers, die Energie und seine Zeit entfernt, da in jedem Organ, in jeder Zelle das Bewusstsein seine Zeit trägt- die Zeit des Menschen selbst. Mit dem Zeitverlust geht auch eine gewisse Verbindung mit dem menschlichen Körper sowie den Ereignissen im Leben verloren. Es scheint so zu sein, dass dem Menschen die Zeit fehlt, rechtzeitig dahin zu kommen, wo dieses Ereignis stattfinden sollte. Auf diese Weise reagiert der innere Raum des Menschen auf die Tatsache, dass im physischen Raum an der Stelle, wo mal Gewebe war, zurzeit aus verschiedenen Gründen eine Lücke ist.

Die Reaktion des inneren Raums auf den physischen Raum erfolgt durch das Licht der Seele - das ist der Weg des Menschen. Und dadurch, dass sich das Wissen der Seele im Bewusstsein des Menschen zeigt- das ist die Handlung des Menschen. Der jenige, der Licht und Wissen seiner Seele akzeptiert, findet den Weg im Leben, den er gehen möchte. Das *Wissen der Seele ist das Wissen der Welt*. Und wenn der Mensch die Welt kennt, kennt er auch den Weg in der Welt, den er gehen soll. Wenn der Mensch das Wissen akzeptiert, akzeptiert er die Welt der Seele, die innere Welt, und damit - die Welt des Gottes. Und die Welt des Gottes sind alle Menschen. Wenn der Mensch Gott akzeptiert, akzeptiert er alle Menschen. Wenn er alle Menschen mit seiner Seele akzeptiert, erkennt er sein menschliches selbst und akzeptiert dies. Er weiß, dass der Mensch ein Mensch der Welt, des Gottes und aller Menschen ist, und sieht es auch ein.

Somit ist der *innere Raum des Menschen eine ganzheitliche Welt,* die der Mensch aus Unwissenheit teilt: in die physische und innere Welt. In der Ersten sieht er sich in der

Außen- und Innenwelt durch die von ihm geschaffenen Diagnosegeräte, deren Grundlage es ist, mit dem Bewusstsein des Menschen zu sehen. Die zweite Welt ist eine innere, geistige Welt, die es ermöglicht, die ganze Welt und Gott zu sehen. Der geistige Wille des Menschen in dieser Welt ist der Impuls des Lichtes und des Wissens, der Impuls der Rettung und der Wissenserwerbung, der Impuls, der in sich die Information über die Welt und den Menschen trägt, der Impuls des Guten und der Gesundheit, der Impuls der Ereignisse, an den der Mensch mit anderen Menschen zusammen teilnimmt.

Bei der Regeneration des Gewebes geht der oben erwähnte innere Impuls, der in sich die ganze Information über die innere Welt des Menschen und über die ganze Welt trägt, durch das physische Gewebe hindurch, da er das Licht ist und das Organ im menschlichen Körper erschafft und zwar im physischen Raum innerhalb des Organes selbst: zunächst erzeugt er das Licht des Organes, dann die Information im Inneren des Menschen, die mit dem inneren Raum des Menschen vereint ist, und aktiviert den Geist in seinem inneren Raum auf die Arbeit mit sich selbst. Während dessen sendet das Bewusstsein des Menschen seinen Impuls ins Innere des Körpers und zwar an das wachsende Organ – an seine Außenseite und hilft dem Gewebe, sich zu heilen, da es der Ausgang in die Richtung des Weges ist, den der Mensch aus verschiedenen Gründen verlassen hat. So spiegelt das Organ im Inneren des Menschen die geistige Welt und den geistigen Raum sowie den Impuls wider. Und so wird das Organ wieder geheilt, indem um es herum das Gewebe und die Zellen wachsen und das Bewusstsein des Menschen ihm hilft, diese Zellen zu erzeugen. Diese Hilfe liegt darin, dass es die äußere Grenze bestimmt und die innere Arbeit tut, die zur Modellierung der Ereignisse des Menschen beiträgt, das Ereignis in dem sich das physische Gewebe, die Zeit, die Information und die Energie des ganzen Körpers widerspiegeln. So wächst und regeneriert sich das Gewebe im menschlichen Körper.

Im zweiten Teil des Themas führe ich ein konkretes Beispiel vor, das die Regeneration der Schilddrüse bei einem realen Menschen beschreibt. Dieses Beispiel ist sehr interessant, weil es zeigt, wie die Ereignisse im Leben eines Menschen mit ihrem Weg, Beziehungen und Glauben, ihrer inneren Freiheit und Arbeit verbunden sind. Danke.   26.06.07

Thema 145 | Der innere Raum des Menschen, Ereignisse und Praxis. Teil II

Im ersten Teil des Themas haben wir über den inneren Raum des Menschen und über die Freiheit der Wahl, die der Mensch für die Bestimmung seines weiteren Lebensweges nutzt, gesprochen. Diese Bestimmung beinhaltet den *Weg* und die *Wahl* und bietet ihm die Möglichkeit, das *Ereignis zu sehen, das der Mensch wirklich braucht*. Zu dieser Bestimmung gehören ebenso *Begegnungen mit anderen Menschen*.

So bin ich Anfang 2007 einem wundervollen Menschen begegnet - Ärztin einer Moskauer Klinik – mit der wir das Thema der Gesundheit in der Medizin und der Gesundheit des Menschen besprochen haben. Sie hat erzählt, dass sie einen erwachsenen 26-jährigen Sohn hat. Er hat eine Familie und sie erwarten ein Kind. Sie hat auch erzählt, dass ihr Sohn unter Hepatitis C leidet, und erwähnt, dass ihm es erhebliche Schwierigkeiten im Leben bereitet. Ich habe erwidert, dass ich mich nach Möglichkeit mit ihm treffen werde und versuchen werde, über sein Problem mit ihm zu sprechen. Das war im Prinzip alles, worüber wir gesprochen haben. Aber zum Schluss hat mir die Ärztin – so werde ich sie nennen – über ihr Gesundheitsproblem berichtet: sie hatte vor einiger Zeit eine Operation gehabt, und zwar wurde ihr ein Eierstock entfernt (es gab auch dazu einen entsprechenden ärztlichen Befund und einen Auszug aus der Patientenkarte). Im Gegenzug habe ich gesagt, dass der Entwicklung des Bewusstseins des Menschen die Entwicklung des Menschen und der Welt zugrunde liegen, dabei sieht der technologische Teil die Regeneration der Organe und des Gewebes vor. Und so sind wir auseinander gegangen: Die eine war der Meinung, dass es ungewöhnlich ist, sogar sehr ungewöhnlich; der andere – nämlich ich – hat gedacht, dass die Ärztin und ihr Körper wirklich Hilfe brauchen: das Gewebe an der Stelle des entfernten Organes und der Körper müssen gesund werden.

Ich habe mich, wie versprochen, mit ihrem Sohn getroffen. Er war im letzten Semester in einer Universität und war ein sehr interessanter Mensch – sehr begabt, belesen und intelligent. Die Geschichte seiner Ereignisse war nicht gerade einfach, deswegen lasse ich sie ausfallen und komme zu unserem Thema — die Regeneration der Schilddrüse. Mit dem jungen Mann haben wir die Erkenntnisse der Menschheit besprochen, und zwar aus dem Blickwinkel der Entwicklung des Menschen.

Das Thema seines Gesundheitszustandes haben wir ebenso angesprochen. Er hat mit erzählt, was die Wissenschaft und die Bildung auf diesem Gebiet schon erreicht haben und dass sie mit großen Schritten voran gehen – weiter zum neuen Wissen. Danach hat

© И.В. Арепьев, 2009

er sich beklagt, dass er vom Kranksein schon satt und müde wäre. Wir haben mit ihm noch ein paar ähnliche Themen besprochen und bevor wir uns verabschiedet haben, haben wir uns fürs nächste Treffen verabredet. Anschließend hat er gefragt: „Können Sie mir helfen?" Darauf habe ich erwidert: „Ich habe Ihnen schon geholfen". Er fragte zurück: „Was heißt, Sie haben mir schon geholfen, wir haben doch bloß geredet?" „Ja, - erwiderte ich – wir haben uns bloß unterhalten. Aber während wir über das Wichtigste im Leben des Menschen geredet haben, hat es in Ihrem physischen Körper Veränderungen gegeben". Er war sehr überrascht und hat gefragt: „Das heißt, ich kann mich jetzt untersuchen lassen und bei mir wird eine Verbesserung festgestellt?" „Ja, antwortete ich, - Sie können entsprechende Untersuchungen durchführen lassen und das für Sie persönlich nötige Ergebnis bekommen. Danach treffen wir uns wieder." „Gut", — hat der junge Mann gesagt und sich verabschiedet.

Nach einer Weile habe ich mich wieder mit seiner Mutter getroffen. Wir haben mit ihr über die Regeneration eines Organes gesprochen und darüber, dass die Regeneration selbst einen mächtigen Impuls für die Genesung und Erneuerung des ganzen Körpers sendet. Nachdem wir besprochen haben, was ihr Sohn tun soll, haben wir vereinbart, dass sie die Stelle, an der sie operiert worden war, untersuchen lässt. Sie hat gesagt, dass dieser Fall ihr vom Standpunkt sowohl eines Menschen als auch eines Arztes, besonders eines Arztes, sehr ungewöhnlich vorkommt. Ich habe ihr zugestimmt, und wir sind so verblieben, dass wir uns noch mal treffen und dann entscheiden, ob sie die Untersuchung machen lässt oder nicht. Nach einer Weile haben wir uns wieder getroffen. Sie sah froh und auf eine eigenartige Weise jung und schön aus. Ich habe ihr gesagt, dass sie sehr schön aussieht und ihre innere Ruhe gefunden zu haben scheint. Sie hat bestätigt und gesagt, dass sie sich wirklich sehr wohl fühlt und dass andere Menschen das auch merken und es ihr sagen. „Und wissen Sie was - hat die Ärztin das Gespräch begonnen, - ich bin bereit, die Untersuchung machen zu lassen. Früher hatte ich innere Ängste — um meine Familie, um die Kinder, um die Arbeit, und noch andere Ängste. Aber jetzt bin ich sie los, und ich verstehe warum. Es hat sich etwas in meinem Inneren geöffnet, und seitdem weiß ich einfach, dass alles gut wird. Offenbar habe ich meinen Weg und dessen Vision gefunden!" Ich habe zugestimmt.

Unser nächstes Treffen war ebenso mit Freude erfüllt, da sie die entsprechenden Untersuchungen und eine Instrumentaldiagnose in ihrer Klinik in Moskau machen lassen hat. Diese haben ergeben, dass das Organ vorhanden ist und seine Funktion normal ist. Die Ärztin war innerlich sehr ruhig, meiner Meinung nach, und hat sich bemüht zu verstehen, wie so was sein kann. Dann hat sie mir von ihrem Sohn erzählt, dass sein

Studium erstaunlich gut läuft. Er ist ohnehin ein sehr begabter Junge, aber in letzter Zeit läuft es irgendwie besonders gut. Bezüglich seines gesundheitlichen Problems hat sie mir Folgendes erzählt: nach unserem Treffen hat er sich untersuchen lassen und ihm wurden Blutproben entnommen, und zwar in dem Labor, wo er es immer gemacht hat. Und die Ärztin, die ihn immer untersucht hat und sein Problem gekannt hat, war einerseits sehr froh und andererseits sehr überrascht, da die Untersuchungsergebnisse gezeigt haben, dass bei dem Jungen alles im Normbereich liegt. Er selbst war so überrascht, dass er diesem Ergebnis nicht geglaubt hat – obwohl er früher keine Zweifel hatte - und ist zu einem anderen Labor gegangen, um nachprüfen zu lassen. Und diesmal wurde ihm mitgeteilt, dass das Problem wieder da ist. Er hat sich über dieses Ergebnis noch mehr gewundert. „Wissen Sie, - hat die Ärztin gesagt, er glaubt an nichts, er ist Materialist". Schweigend habe ich ihr zugehört. „Darf er noch mal zu Ihnen kommen? - hat sie gefragt." „Ja, natürlich, - habe ich geantwortet". Aber darüber ein wenig später.

Dann hat sie den Wunsch geäußert, über ihre Bekannte und deren Tochter zu erzählen. Ich war einverstanden. Ihre gute Bekannte hat eine 16-jährige Tochter, die ein großes Problem hat: seit der Kindheit kann sich ihre Schilddrüse nicht normal entwickeln. Die ganze Zeit wurde das Mädchen untersucht. Der Ultraschal hat gezeigt, dass es keine Schilddrüse gibt. Ihr wurde eine entsprechende Diagnose gestellt und entsprechende Medikamente verschrieben. „Könnten Sie sich mit ihrer Mutter auf ein Gespräch treffen?" Ich habe zugesagt. Und jetzt kommt unsere Geschichte.

Ich habe mich mit der Mutter des Mädchens getroffen. Die gebildete und ordentliche Frau hat von dem Problem ihrer Tochter erzählt und gebeten zu helfen, ihre Tochter zu heilen, da ich, ihrer Meinung nach, dazu fähig sei. Ich habe der Mutter des Mädchens versprochen, dass ich es versuchen werde. Nach einer Weile haben wir uns wieder getroffen: ich, das Mädchen und ihre Mutter. Wir haben unsere Pläne für die gemeinsame Arbeit besprochen. Das Ziel war, das verlorene Organ in vollem Umfang wieder herzustellen. Das Mädchen selbst hat sehr aktiv gearbeitet, indem sie versucht hat zu verstehen, was ihre innere Welt darstellt. Nach einer Weile haben wir uns wieder getroffen. In der Zwischenzeit hat das Mädchen keine Hormonpräparate genommen und sich vor unserem Treffen untersuchen lassen. Die Untersuchungsergebnisse der Schilddrüsehormone hatte sie mit: alle Werte lagen im Normbereich. Die Ultraschalluntersuchung hat gezeigt, dass es ein 2mm-große Schilddrüsenisthmus gibt und linker und rechter Schilddrüsenseitenlappen je 1 mm groß ist, was bedeutet, dass die Schilddrüse angefangen hat zu wachsen. Die Handlung der Mutter und der Tochter dabei lag in ihrem großen Wunsch, bei der Tochter - der Wunsch und die Perspektive, ein normaler Mensch in

Hinsicht auf Physiologie zu werden. Dieses Ereignis hat uns allen Freude und Anerkennung gebracht. Wir haben noch mal alles besprochen, besonders das Ergebnis sowie die Verringerung bzw. Absetzung der Medikamente und weitere Termine für unsere Treffen festgelegt. Dann hat die Mutter erzählt, dass ihre Tochter Probleme mit ihrem Studium hatte: da sie immer müde und öfter kraftlos war, war sie schlecht im Studium, sodass sogar die Frage über ihre Exmatrikulation gestellt war. Aber in letzter Zeit hat sie sich verbessert. Die Lehrer und die Mutter, sowie das Mädchen selbst wundern sich über ihr Leistungsvermögen, was ihr die ganzen Vorjahre gefehlt hatte.

An dieser Stelle möchte ich über den inneren Raum des Menschen sprechen, in dem der Mensch selbst einen großen Wunsch zu leben entwickelt hatte und sich aus der Perspektive der Lebensentwicklung in der Welt der Menschen weiter zu entwickeln. Im inneren Raum des Menschen haben sich Gedanken eingeprägt, die den Menschen zur Erfüllung seines Lebenswegs führten. Der innere Zustand spiegelt sich in den Ereignissen seines Lebens, seinem Weg, den er geht und in den Zielen, die er sich selbst setzt, wider. Meine Aufgabe in diesem Fall bestand in der Schulung und Heilung. Dafür aktiviere ich in meinem inneren Raum den Impuls der Heilung, indem ich mir vorstelle, dass die Schilddrüse existiert, so wie sie in ihrem inneren Raum existiert, und regeneriere sie. Ich regeneriere das Organ in Form eines informativ-materiellen Objektes im Körper des Menschen, innerhalb seines Organes. Ich enthülle, sozusagen, ihr physisches Organ in ihrem inneren geistigen Raum ihres physischen Körpers als ein ganz normales Organ mit den wiederhergestellten Funktionen. Ich stelle die Aufgabe so, dass der erste Impuls der Regeneration und Heilung des Organes zunächst das Organ öffnet. Mit informativ-materieller Methode stelle ich die Funktion der Hormone wieder her, dann aktiviere ich TSH, und später T3 und T4. Das es mir gelungen ist, bestätigen die Untersuchungsergebnisse, das Wohlbefinden des Mädchens sowie ihre Entscheidung, positive Ereignisse in ihrem Leben zu schaffen. Zum Schluss regeneriere ich vollständig das Gewebe der Schilddrüse.

Die Regenerierung kann man bedingt in drei Schritte teilen. Der *erste Schritt* wären die Normwerte des Hormonspiegels, Beendigung der Arbeit und Sendung des gegebenen Impulses in den inneren Raum des Menschen – die Gedanken des Mädchens, dass ihre Hormone normal funktionieren und ihre Aufgabe im Körper erfüllen. Der *zweite Schritt* - die vollständige Regeneration der Schilddrüse und Sendung dieses Impulses an den Körper des Menschen. Die *Vollendung der Arbeit* stellt einen vollständigen Tausch meines Impulses der Regeneration gegen seinen Impuls der Norm des Hormonspiegels und des Umfangs der Schilddrüse dar. Wir haben vereinbart, dass jeder seine Arbeit macht und dass wir uns in einiger Zeit wieder treffen.

In derselben Zeit habe ich mich mit dem jungen Mann getroffen. Er hat mehrmals entsprechende Untersuchungen machen lassen, dessen Ergebnisse mal sehr gut mal schlecht waren. Wir haben miteinander geredet und festgestellt, dass in seinem Inneren er mit sich selbst kämpft, und seine Gegner er selbst und seine Krankheit sind. Und er verliert immer diesen Kampf, da die Untersuchungsergebnisse die Krankheit aufweisen, die ihn daran hindert zu leben. Wir haben über den Glauben des Menschen gesprochen und festgestellt, dass er in erster Linie an sich selbst nicht glaubt und sein Unglaube lässt ihn nicht, frei durchs Leben zu gehen. Wir haben auch die Tatsache besprochen, dass er selbst, und niemand sonst, die Tür ins glückliche und gesunde Leben vor sich selbst verschließt, indem er sich auf seine Krankheit beschränkt. Er hat versprochen, dass er darüber nachdenkt, und weitere Untersuchungen haben gute Ergebnisse gezeigt.

Ich habe mich wieder mit dem Mädchen und ihrer Mutter getroffen (nebenbei bemerkt, dass sie eine Medizinstudentin war). Sie haben mir frische Untersuchungsergebnisse vorgelegt, diese waren gut, die Werte lagen sogar höher als die Normwerte. Aber die Schilddrüse ist nicht so schnell gewachsen wie es wünschenswert wäre. Den Grund habe ich in den Untersuchungsergebnissen gefunden: die vorhandene Größe der Schilddrüse konnte so viel Hormone nicht aufnehmen. Die Schilddrüse wuchs, aber langsam. In diesem Fall, nach der Beendigung der Regeneration des Gewebes und der Erklärung dem Menschen seines Teils der inneren Arbeit, soll anschließend der Mensch seinen Impuls in den physischen Raum des Körpers, und zwar auf die Konturen der Schilddrüsen, senden. Sobald dies geschehen ist, beginnen sich die physischen Zellen der Schilddrüse, die ihre Kontur bilden, zu verdichten, dadurch integrieren sie die Schilddrüse in ihren Raum ein. Es hat mich viel Mühe gekostet, dem Mädchen den Mechanismus der Geweberegeneration und die Funktionsweise des inneren geistigen Impulsraums zu erklären. Ich habe ihr klar gemacht, dass sie dabei sehr ungeduldig ist, weil sie im Leben alles und sofort haben möchte. Und so darf man an die Sache nicht rangehen. Sobald sie es verstanden hat, sind ihre inneren Impulse lockerer geworden und die Schilddrüse fing wieder zu wachsen, bis sie den entsprechenden Umfang im physischen Körper und Raum erreicht hat. Die Regeneration war abgeschlossen, das Wohlbefinden des Mädchens war sehr gut, und die Instrumentaldiagnostik hat gezeigt, dass die Außen- und Innenwerte sowie der Hormonspiegel im Normbereich lagen. Bei diesem Menschen lief alles sehr gut, sie hat das Glück der Gesundheit gefunden, hat auf Medikamente verzichtet und ein normales und vollwertiges Leben geführt. An diesem Beispiel habe ich versucht, die Arbeitsweise des inneren geistigen Raumes sowie die des physischen Raums des Körpers

© И.В. Арепьев, 2009

kurz zusammen zu fassen.

Die Möglichkeiten eines Menschen und der Entwicklungen seines Verstandes sind ganz schön groß. Die wichtigste, man kann sogar sagen die Hauptrolle, des Verstandes liegt darin, dass er dem Menschen Verbote erteilt oder diese zurück nimmt, oder stellt gar keine Hindernisse auf seinem Weg. Die Entwicklung des Verstandes zeigt allen Menschen den Weg in die Welt, in der sie alle leben, öffnet die Realität durch vollständige Erfüllung, aber aus verschiedenen Gründen sehen sie nicht, und öfter auch andere daran hindern, sie zu sehen und zu finden.

Lassen Sie uns einander helfen, unsere Aufgaben in der Welt zu erfüllen, ohne Hindernisse sich selbst oder anderen Menschen zu stellen! Danke.
27.06.07

Der innere Raum und das geistige Wachstum des Menschen | Thema 146

In den vorherigen Kapiteln haben wir mit Ihnen festgelegt, dass sich der innere Raum des Menschen im physischen Körper des Menschen befindet und der physische Körper aus Zellen besteht. Jede Zelle trägt in sich die *Quelle des inneren Raums des Menschen* - den Impuls. Dieser Impuls trägt die Information über das Leben und über die Ereignisse im Leben des Menschen. Der Mensch ist von dem inneren und äußeren physischen Raum der Zelle, ebenso der Energie der Zelle, der Organe und des ganzen Körpers umgeben, sowie von der Zeit, die sich in den verschiedenen physischen Räumen des Menschenkörpers widerspiegelt. Im inneren Raum des Menschen gibt es keine Zeit, da die Struktur dieses Raums die Welt ist, in der die Rolle der Zeit des physischen Raumes von der Unsterblichkeit der Menschenseele und des Gottes gespielt wird. Und so spiegeln die inneren und äußeren Räume im physischen Körper des Menschen ihre Schichten in Etappen wider, dabei verbinden sie sich zu einer einheitlichen Struktur des Körpers - seinem Bewusstsein. Dieses wiederum reflektiert die Räumlichkeit des Körpers in die Umwelt. Offenbar hat sich der Mensch aus diesem Grund daran gewöhnt, alles in seinem Leben aufzuteilen und zu zerkleinern. Dabei vergisst er manchmal das einfachste Gebot: *der Körper des Menschen ist sein Bewusstsein, die äußere Realität ist eine einheitliche unteilbare Welt, die Welt aller Menschen.*

Wenn man jeden Raum des physischen Körpers und der Welt rings um ihn herum beobachtet, kann man Vieles verstehen und viel Neues entdecken. Man kann schon beim

© И.В. Арепьев, 2009

ersten Mal viel entdecken, und dann wird man sich bemühen, auf diesem Weg zu bleiben. Und im Prinzip ist dieser Weg richtig, aber lang, da der Menschen sich von sich selbst und seinen Gedanken fortbewegt. Der Mensch vertieft sich in das, was es in seiner Zelle gibt, und versucht es gar nicht, das einheitliche Wesen der Welt aller Menschen zu verstehen. Wenn man den Weg der Vision und des Verständnisses der Welt und des Menschen geht, kann man das Wesen sehen, das Gott jedem Menschen gegeben hat. Wenn man dieses Wesen des Menschen – die Seele - sehen kann, kann man alle Räume sehen. Man kann sehen und verstehen, was in diesen Räumen drin ist und kann diese Räume in die Richtung der Rettung der Menschen von ihrer Unwissenheit lenken. Und derjenige, der in Unwissenheit lebt, kann sich zur Selbstvernichtung führen. Und erst dann, wenn dies schon geschehen ist, fängt er an, das was mit ihm und anderen Menschen geschehen ist, zu analysieren. Aber die Aufgabe, die jeder Mensch zu lösen hat, bleibt ungelöst, da eine Aufgabenlösung die Erwerbung von bestimmtem Wissen vorsieht.

Das Wissen über die Rettung des Menschen liegt in der Seele. Um sich retten zu können, soll der Mensch das reine Wissen seiner Seele erkennen und es anderen weiter vermitteln, sobald er es selbst erworben hat. Und dies ist im Prinzip ein Muss, und kein Wunsch, jemandem etwas zu beweisen. Aber zurzeit befindet sich das menschliche Bewusstsein auf so einem Niveau, auf dem viele Menschen ihre Seele als eine abstrakte Sache betrachten, als ein Raum im physischen Körper des Menschen und zwar meistens ohne bestimmte Koordinaten. Der Körper des Menschen wurde kreuz und quer untersucht und viele Wissenschaftler sind der Meinung, dass es so einen Raum im physischen Körper des Menschen einfach nicht gibt, genauso wie es viel anderes in der Welt nicht gibt. Aber sogar das oben aufgeführte Beispiel für die Regeneration des Schilddrüsegewebes spricht für sich selbst und zeigt, dass es einen Raum der Regeneration des Gewebes und des Körpers des Menschen gibt, den Raum der Persönlichkeit eines Individuums. Deshalb wurde die Welt noch nicht verstanden, viele haben sie noch gar nicht richtig gesehen. Und diejenigen, die behaupten, sie gesehen zu haben, befinden sich in einer kleinen Empfangshalle oder in der Hintertür eines großen Hauses, das sich die Welt nennt. Sie können sogar nicht alle Verhaltensregeln in diesem Haus begreifen, während Höflichkeit, Aufrichtigkeit, Herzlichkeit und Ehrlichkeit der reale und Haupteingang in dieses Haus sind. Ein Haupteingang in den Ort, in dem große und lange Korridore den Menschen zum Verständnis seiner Aufgabe führen.

In der modernen Welt der Menschen ist es nicht leicht, in diese hinein zu gehen. Es liegt daran, dass die Menschen das System der zwischenmenschlichen Beziehungen sowie der zwischen dem Menschen und der Gesellschaften, das auf der Kraft und Energie

© И.В. Арепьев, 2009

des Geldes basiert, als Lebensgrundlage akzeptiert haben. Die Werte der Welt, die Gott den Menschen gegeben hat, ändern sich nicht. Diese sind der Mensch, das Erschließen des Wissens seiner Seele, der Weg der Entwicklung, auf dem alle gerettet werden, sowie die Welt der Menschen, die geistige Entwicklung des Menschen und seines Wesens in der Welt, die Entwicklung der Welt, die Wahrnehmung des Gottes und der Dialog mit Gott, die Wahrnehmung von sich selbst als einen Menschen. Deswegen verläuft das geistige Wachstum des Menschen durch den Raum, den es im Inneren jedes Menschen gibt. Dieser Raum ist im Grunde genommen das Himmelreich, das jeder Mensch betreten wird. Durch diese Handlung wird das Wesen des Menschen und der Welt erkannt werden. Das Wesen der neuen Welt, des neuen Lichts, der neuen Menschen, sowie sein neues menschliches selbst. Das ist das Wesen des neuen Lebens des Menschen. Er kennt und sieht einen Raum und eine Realität in seinem Leben, und in seinem Inneren hat er einen anderen Raum, den Raum, der in sich alle Räume enthält. Demzufolge gibt es im inneren Raum des Menschen einen Impuls, im äußeren - Ereignisse, und im inneren physischen Raum - Materie.

Und so leben wir: entwickeln bestimmte Wissenschaften, die den Menschen „reparieren", erziehen ihn und sagen ihm, was er weiter tun soll, obwohl wir es im Grunde genommen selber nicht wissen. Und die wichtigste Wissenschaft im Leben aller Menschen - die Wissenschaft des Lebens - entwickeln wir derzeit nicht, da wir einfach keine Zeit und kein Geld dafür haben. Genauso haben wir keine Ahnung, was man in solchen Fällen tun soll. Wir lassen Ereignisse und Leben hinter uns und vergessen das Wesen des Lebens - die Seele und die Welt, in der wir leben. Dabei streiten wir uns darüber, wer das große Schiff, das sich „die Gesellschaft der Menschen" nennt, steuern wird. Dadurch kommt ein Wesen zum Vorschein, das einen Menschen in seiner äußeren Umgebung kennzeichnet - wer stärker ist, der hat Recht. Und so segeln wir weiter und manchmal denken wir an die Küste, an der unser Schiff anlegen wird, und an dieser Küste finden wir Glück, Liebe, Güte und schöne Natur, die wir selbst mittels unserer Gedanken und Handlungen geschaffen haben.

Offenbar genau deshalb wundert uns die Wortkombination „die *Rettungstechnologie*" und ist uns unklar. Genauso ist uns unverständlich, wozu das alles. Wer und von wem soll gerettet werden und warum, wenn alles in der Welt gut ist? Und wenn es Fehler oder Mängel gibt, macht das nichts, weil es unmöglich ist, eine ideale Gesellschaft in diesem Raum zu gründen, und dazu noch mit allen Menschen – so denken viele. Es ist unmöglich für die Menschen, in diese Richtung zu gehen und sich dabei zu entwickeln, aber die Menschen tun es. Bevor wir uns der Erschließung des Wesens des inneren Raums des

© И.В. Арепьев, 2009

Menschen nähern, ist es wichtig zu wissen, dass das Öffnen des Tors in diesen Raum die Rettung von allen sowie das Verständnis der Rettung und eine reale Handlung in Hinsicht auf die Erschließung des Wissens der Menschenseele ist. Die Teilnahme aller und eines jeden an der Schaffung einer sicheren Welt der Menschen sowie der harmonischen zwischenmenschlichen Beziehungen ist ein Schlüsselmechanismus, um diesem Weg zu folgen. Dem Weg, auf dem die Wahrnehmung von sich als einen Menschen der Welt alle und einen jeden zur neuen Wahrnehmung der Welt führt und somit zur Wahrnehmung von sich selbst in dieser Welt als einen geistig hoch entwickelten Menschen, der in seinem Inneren ein grundlegendes Element der Welt trägt - seine Seele.

Die *Entwicklung der Seele und das Befolgen der Prinzipien und Gesetze der Weltentwicklung führen den Menschen zum Weg der Wahrnehmung von Gott und somit zum Weg der Erkennung von sich selbst als einen Menschen.* Derjenige, der sich als einen Menschen erkannt hat, hat die Welt in seinem Inneren sowie rings um ihn herum gefunden, hat durch seinen Glauben das Wissen Gottes erworben. Und derjenige, der das Wissen Gottes in sich trägt, hat den Weg zu allen Menschen gefunden. Danke.
30.06.07

Thema 147 | **Die Zelle des Menschen und ihre Rolle im Körper des Menschen**

Was ist eine physische Zelle des Menschen? Die Zelle ist der Stoff, aus dem der physische Körper des Menschen gebaut ist. Im Prinzip ist es so.

Aber was ist die Zelle im Bezug auf den Stoff des Körpers sowie der Welt des Menschen? Die *Zelle als Stoff des Menschen und der Welt ist die Projektion der Realität der Welt und des Menschen.* Und der Beweis von der Existenz der Welt und des Menschen ist der Beweis von der Existenz der Zelle.

Was ist eine Informationszelle des Menschen? Solch eine Zelle, wenn man mit ihr in Kontakt kommt, deutet auf die allgemeine Beziehung zu dem ganzen Körper und der ganzen Welt. Jede Zelle des Menschen spiegelt gleichzeitig die Welt und den Menschen wider. Jede Zelle spiegelt die Gesamtinformation über die Welt des Menschen wider.

Wie kann so eine kleine Zelle die ganze Welt und den ganzen Menschen in sich aufnehmen und die Beziehungen des Menschen mit anderen Menschen sowie mit der Welt widerspiegeln? Was ist dann die Zelle des Menschen, wenn sie gleichzeitig sowohl die Welt als auch der Mensch ist? Und wenn der Mensch die Welt regiert, warum kann er eine Zelle auf dem Weg, wie sie in der Natur entstanden ist, nicht entwickeln?

Wenn ein Mensch eine physische Zelle so entwickelt, wie sie von der Natur geschaffen wurde, dann ist dieser Mensch der *Retter der Welt* und er wird dies auch wissen. Dann ist seine Technologie genau auf die Rettung der Menschheit ausgerichtet, und das Ergebnis wird es anhand der Rettung des Menschen deutlich zeigen, ohne eine Gegenleistung haben zu wollen.

Worin liegt der Sinn vieler Entdeckungen? Der Sinn liegt in der Wichtigkeit und Verbreitung bestimmter Informationen. Diese Informationen sind auf das Bewusstsein des Menschen so gerichtet, dass es eine Rückwirkung entsteht, die auf bestimmte Zusammenhänge und deren Fortsetzung deutet. Viele Entdeckungen werden offenbar an bestimmte Menschen angepasst, obwohl sie mit Wissenschaft nicht viel gemeinsam haben.

Derjenige, der die physische Zelle des Menschen geschaffen hat, hat den Menschen als ein Individuum gesehen, und hat ihn gelehrt, die Welt ringsum zu verstehen. Was hat der Mensch gemacht oder was konnte er machen für denjenigen, der es erschaffen hat? Ihm entgegen zu gehen, dem Erlernen und Begreifen Seines Wissens über die Welt und über sich selbst entgegen einen Schritt zu machen. Oder denjenigen, der die Welt und den Menschen erschaffen hat, zu vergessen und andere zu überzeugen, ihn zu vergessen? Und gleich danach alle zur Begeisterung von der eigenen Theorie über die Funktion der physischen Zelle, über eine Persönlichkeit, über die Welt und Ereignisse hinzureißen. Dabei wird immer und überall derjenige, der alles geschaffen hat, vergessen. Es wird nur über den Menschen selbst oder denjenigen, der ihn unterstützt, gesprochen. Sie lassen die Wissenschaft so entwickeln, dass diejenigen, die in dem Bereich arbeiten, die Zukunft nicht sehen können, da es sie dort – in der Wissenschaft - nicht gibt. Und das, was es dort gibt, entwickelt sich so langsam, dass einige Generationswechsel stattfinden ohne die Funktionsweise der physischen Zelle verstanden zu haben.

Die Verkennung eines Menschen weist auf seine Unfähigkeit zu arbeiten und zu kreieren. Derjenige, der kreieren kann, der kreiert tatsächlich. Und er besitzt das Wissen darüber, wer die Welt und ihn selbst erschaffen hat, und dies bringt ihn näher zu Gott.

Kann etwas ohne Sein Wissen in dieser Welt geschaffen werden? Gewiss, nicht.

Wenn Sie in Ihrem Leben etwas für sich selbst nicht tun, können Sie dann erwarten, dass es auf einmal da ist? Wahrscheinlich, nicht. Und wie können andere etwas für Sie schaffen, wenn Sie selber nicht wissen, was Sie haben wollen und es nicht vorstellen können? Wie kann der Mechanismus der gegenseitigen Wirkung der physischen Zellen des Menschen und der Welt erforscht werden, ohne das Wissen und Vorstellung über die Schaffung der Welt und der Zelle des Menschen zu besitzen? Wie kann man das verstehen, was sich auf einer anderen Ebene der Aufgabenlösung befindet, auf einer anderen Ebene der Betrachtungsweise, der Erinnerungen und der Wahrnehmung, der anderen Ansicht der Welt und des Lebens aller Menschen? Wie kann eine Zelle des Menschen erschaffen werden, wenn die Zelle zwecks Forschung untersucht und in winzige Teile zerlegt wird? Wie kann man das verstehen, was man nicht selbst geschaffen hat und Angst davor hat, sich selbst kennen zu lernen? Und wenn man die Zelle erforschen möchte, weiß man nicht, wo und wie anzufangen ist?

Zunächst muss man verstehen, dass wir alle Menschen sind und man dieses Thema nicht wie eine gewisse Kritik anderer Menschen sehen soll, ganz und gar nicht. Es gibt keine Standards, deswegen soll man offensichtlich keine standardmäßigen Lösungen suchen. Und derjenige, der hier Verständnismaßstäbe setzt ist Gott - Schöpfer und Vater in einer Person. Und solange wir es nicht verstehen, wird die Wissenschaft nur unseren Wunsch voranbringen, uns selbst in unseren Entdeckungen und nicht ein Ergebnis, das für andere Menschen nützlich ist, zu sehen.

Was schaffen wir, was in der Welt tatsächlich Menschen retten kann? Medikamente, die sich nach einiger Zeit aus irgendwelchen unverständlichen und unlogischen Gründen als schädlich für den Organismus des Menschen erweisen? Diagnosegeräte, die nur dann eine Krankheit im Körper des Menschen erkennen, wenn der Mensch schon krank geworden ist und Schmerzen hat? Vielleicht gibt es Geräte, die gefährliche Krankheiten vorzubeugen helfen? Vielleicht gibt es unschädliche Geräte? Dann muss man nur ein wenig abwarten, bis andere Wissenschaftler diese Geräte getestet haben und über ihre schädliche Wirkung berichten.

Vieles, als Hilfe für den Menschen geschaffen wurde, hilft wirklich. Aber der Mensch darf nicht vergessen, dass seine Aufgabe es ist, zu schaffen und nicht darauf zu warten, einen Nutzen für sich selbst daraus zu ziehen und dabei nichts tun. Die Tatsache, dass der Mensch in dieser Welt von Gott erschaffen wurde, ist an sich ein unumstrittener Fakt. Aber die Menschen haben es als Gesetz oder sogar als Fakt nicht akzeptiert. Viele denken, dass es irgendwie von alleine geschehen ist, wie auch die Welt, in der sie leben, von alleine entstanden ist. So eine Sichtweise führt die meisten Menschen in eine schöpferische und wissenschaftliche Sackgasse.

Angenommen, wir hätten uns damit einverstanden erklärt, dass die Zelle nicht von Gott geschaffen wurde. Von wem dann? Man soll denjenigen finden, der es getan hat. Und bis jetzt konnte derjenige bzw. diejenigen nicht gefunden werden. Wie auch in den Laboren der Wissenschaftler derjenige, der die Welt geschaffen hat, nicht gefunden werden konnte.

© И.В. Ареньев, 2009

Wer hat nun die Zelle des Menschen erschaffen? Wenn Gott, dann spiegelt die Zelle die Welt und den Menschen, der so vollkommen ist wie sein Schöpfer, wider. Und wenn es irgendjemand sonst war, dann hat die Zelle einen Teilungsmechanismus in sich, der aus bis heute nicht definierten Gründen die Zelle sich teilen, spalten und reagieren lässt. Warum dies geschieht ist unklar. Genauso so unklar ist es, wie es weiter geht und wie lange so eine Zelle existiert, worauf sie reagiert und somit auch der Mensch. Es ist unklar, woraus so eine Zelle besteht, woher der Impuls für die Teilung gesendet wird und wovon oder von wem er gelenkt wird, und warum er ununterbrochen im Inneren des Menschen funktioniert? Es wird klar, dass anstelle der zu lösenden Aufgaben auf die Tagesordnung die nicht lösbaren Probleme gesetzt werden. Darin, übrigens, gibt es einen Hacken. Die Seele beinhaltet das gesamte Wissen über die Welt, aber der Mensch kennt seine Seele nicht. Das heißt, dass der Mensch die Welt ringsumher sowie ihn selbst nicht sieht und nicht kennt, und schon gar nicht sieht er seine eigene physische Zelle.

Womit ist dann der Mensch beschäftigt, wenn er sich und andere Menschen nicht kennt? Womit beschäftigt sich die Wissenschaft über den Menschen und die Welt? Ist überhaupt so eine Wissenschaft bekannt, die das Wissen an alle Menschen in der ganzen Welt weitervermittelt? Und wenn es sie nicht gibt, was dann? Und wenn andere Wissenschaften in ihrem Wesen zersplittert sind, was soll dann aus dem Erforschen der physischen Zelle werden? Und wenn es sogar kein Gesetz, das zum Hauptgesetz der Welt werden könnte, gibt – das Gesetz über den Menschen. Im ersten Paragraf dieses Gesetzes sollte, zum Beispiel, ein Verbot des Todes, der Zerstörung und der Unterdrückung des Menschen ausgesprochen werden. Wir sind doch alle klug und gebildet, aber es gibt kein Gesetz über das Leben. Das Gesetz über Waffen und deren Anwendung, das heißt über die Vernichtung anderer, existiert und das Gesetz über das Leben nicht? Genauso wie es keine Regeln gibt, die helfen zu verstehen, ob eine Mensch lebt oder existiert? Und wer entscheidet das? Und wissen wir alle, was die anderen in Bezug auf uns entschieden haben?

Man könnte sagen, es sei amüsant darüber zu diskutieren. Ist es auch amüsant zu sehen, wie die Systeme der Vernichtung des Menschen angewendet werden? Ist es amüsant zu spüren und zu wissen, dass du unter den Menschen lebst, aber niemand sich für dich interessiert? Niemand außer dir selbst. Alles, was wir schaffen, brauchen wir nur in diesem Moment, es hat einen vorübergehenden Charakter. Das ist nicht amüsant, wenn Menschen nicht wissen, was sie morgen erwartet, da eine physische Zelle sehr viel Information über die Welt und den Menschen aufgenommen hat. Und das ist nicht mal ein großes Informationsteil, sondern nur ein kleines Element des Informationsfelds, das die

© И.В. Арепьев, 2009

Zelle widerspiegelt.

Und was ist das für ein Mechanismus, den ich angewendet habe, um diese Information im Inneren der Zelle zu sehen? Und das Wichtigste ist, wer hat es mir erlaubt? Wenn es niemand war, dann sollte es Ihnen auch augenblicklich gelingen. Und wenn es doch jemand war, und Sie seinen Namen kennen, dann sind Sie auf dem Weg zu Ihm und somit zu sich selbst und zu Ihrer physischen Zelle.

Wenn Sie Ihn kennen, können Sie die Welt glücklicher machen. Und in Ihm sehen Sie Ihre Rettung. Sie werden wissen, wie Sie etwas erschaffen können. Und das heißt, Sie werden nie einen Krieg anfangen, keinen anderen verletzen und niemals an jemandem vorbeigehen, der Ihre Hilfe benötigt.

Sie werden immer denjenigen, der alles, auch Sie, erschaffen hat, kennen und wissen, dass es Gott ist.

Sie werden immer im Inneren eines Menschen die Materie und die Zellen sehen, so wie Sie die Welt sehen.

Sie werden immer über die Veränderungen in der Welt im Voraus Bescheid wissen, da diese in Ihrem physischen Körper geschehen werden.

Sie werden immer es wissen, und deswegen von dem Weg zu Gott, den alle Menschen gehen, nicht abweichen.

Sie werden wissen, dass Sie ein Mensch sind, und das Gesetz verabschieden, das diesen Status in der Welt behauptet.

Sie werden Gott nie vergessen, da Ihre guten Taten das Wissen über Gott widerspiegeln.

Sie werden immer mit der Welt in Frieden leben, da die Welt in Ihnen drin ist.

Sie werden immer die physische Zelle auf dieselbe Weise erforschen, auf die Sie auch Beziehungen mit anderen Menschen aufbauen - sachgerecht.

Sie werden immer da sein, so wie Gott da ist.

Danke.   30.06.2007

Die Zelle des Menschen | Thema 148

Dieses Thema ist so aufgebaut, dass der Mensch, der es liest und versteht, die Gegenwart überholt. In der äußeren Umgebung ist zunächst der Mensch zu sehen und hinter ihm - die Zeit. Dabei spielt die Sichtweise des Menschen sehr große Rolle. Nämlich des

Menschen, der hinter dem anderen Menschen geht und die Zeit und andere Menschen folgen ihm.

Der Sinn des aufgeführten Beispiels liegt darin, dass es keine Ersten und keine Letzten gibt, alle Menschen sind gleichgestellt. Und wenn einer oder mehrere unter Umständen zu den Ersten werden, aber in Wirklichkeit eine einheitliche Linie ihrer Handlungen in der Welt bilden – in der Hinsicht auf ihre Wahrnehmung und Handlung - wird die Welt sich ändern, wie sich die Zeit, der Raum und die Ereignisse ändern werden. Die Linie zu einem Kreis oder einer Sphäre schließend, bekommen wir ein informatives Objekt, in dem die Impulse der Menschen mit ständig wachsender Kraft agieren werden, Impulse, die die Zeit der Welt steuern.

In der Zelle des Menschen spiegelt sich physische Ausprägung von zwei so genannten Kreisen – äußeren und inneren - wider. Der äußere Kreis schließt sich an den ganzen Raum des Körpers an, der innere Kreis weist auf die im Körper laufenden Prozesse, und spiegelt eins zu eins die Realität wider, die es in der Welt aller Menschen gibt. Diese Realität befindet sich irgendwo in der Welt, auf einer großen Entfernung zu dem Menschen, einer sehr großen Entfernung. Manchmal muss man durch die ganze Welt gehen, um ein Ereignis sehen und erkennen zu können, das früher geschehen ist oder in Zukunft geschehen wird. Ich sage mit Absicht, dass man die Welt sehen muss, und nicht den Planet.

Wie gesagt, in der physischen Zelle des Menschen spiegeln sich zwei Räume wider: der äußere – der physische und der innere – der geistige. Die beiden vereinen sich in eine Welt, die Welt des Menschen. Und im Menschen selbst vereinen sich zwei Räume, die in die geistige Welt übergehen. Die geistige Welt erschließt die innere Welt des Menschen, diese wiederum schließt sich an die äußere Welt an. Und dort, wo der Mensch erschafft, lebt und sieht er in einer einheitlichen Welt, in der Welt Gottes und des Menschen. Deshalb trägt die Zelle des Menschen in sich die ganze Welt und die ganze Information über diese, und bringt sie zum Vorschein in der physischen Welt, im äußeren Raum durch ihre Erscheinungsformen, welche von allen Menschen gesehen werden können und gesehen werden.

Die Vereinigung des inneren und äußeren Raums der Zelle des Menschen erschließt den einheitlichen Organismus des physischen Körpers des Menschen. Und die Anschließung der inneren Welt des Menschen an die Außenwelt zeigt dem Menschen seinen Weg zu Gott. *Der Weg des Menschen zu Gott ist der Weg des Friedens.* Der Weg des Menschen ohne Gott ist immer der Weg des Krieges und der Zerstörung. Der Weg des Verständnisses des inneren und äußeren Raums der Welt und des Menschen ist der Weg

© И.В. Арепьев, 2009

der Regeneration, Bildung und Genesung. Der Weg der Trennung des Inneren vom Äußeren ist der Weg der Krankheit des Menschen, des Äußeren vom Inneren – der Weg der Zerstörung und Aggression.

Was wird der Mensch auswählen aus dem was er im Leben hat, hatte und haben wird – lange Zeit vor seiner Geburt? Wählt er in seinem Leben das Leben und den Weg zu Gott, ist das eine Situation. Wenn er in seinem Leben den Weg des Krieges wählt, ist das eine ganz andere Situation, nicht nur für ihn, sondern auch für alle anderen Menschen.

Was wählt die Gesellschaft der Menschen? Das Leben ist ein fortgeschrittener Staat und das Licht seiner Wahlen und der verabschiedeten Gesetze: zunächst die Diskussion über die Situation in dem Staaten, danach wird die getroffene Entscheidung zum Hauptmodell des Weltaufbaus. Aber vielleicht wählt die Gesellschaft den Krieg? Dann muss der Staat den Weg des Krieges gehen und den anderen Staaten damit drohen, dass sie die Generation von Menschen so erziehen, dass diese ständig bereit seien, ihren Staat vor potenziellen Feinden zu schützen, aber nicht bereit seien, ihre Heimat und die dort lebenden Menschen zu lieben. Es ist manchmal sehr schwierig, über mehrere Sachen gleichzeitig zu sprechen: die Aggression den Menschen beizubringen und gleichzeitig von ihnen zu verlangen, dass sie dabei Liebe und Mitleid empfinden. Ein Feind ist ein Feind, und man kann ihm gegenüber keine Gefühle entgegenbringen, er muss vernichtet werden, egal wer er ist. Wie kann man sonst Menschen erziehen, die bereit sind zu kämpfen?

Was wählt die Gesellschaft und der Staat, welche Denkweise und welche Entwicklungsidee? Was spiegelt sich in der Zelle des Menschen als wichtige und wesentliche Entwicklung des Menschen in Zukunft und in Gegenwart wider? Worauf muss man in der Vergangenheit achten: auf Erschaffung oder Zerstörung, um die entsprechende Richtung des Menschenweges zu verstärken? In welche Richtung werden die Menschen gehen? In die Richtung der Zukunft über Erschaffung oder die Richtung der Vergangenheit über Zerstörung? Und was geschieht in der Gegenwart? In welche Richtung gehen die Menschen und was schaffen sie bewusst auf diesem Weg: Krieg oder Frieden; die Zukunft, in der alle Menschen in Frieden in einer gemeinsamen Welt leben oder die Gegenwart, in der die Menschen verschiedene Richtungen wählen und gegeneinander kämpfen? Was wählt der Mensch in seinem Inneren: Vereinigung und Verständnis oder die Oberhand des Äußeren über das Innere? Und vielleicht wählt er gar nichts? Es wird so sein wie es sein wird. Andere Menschen treffen eine Entscheidung und der Mensch nimmt sie ohne nachzudenken an. Das, was die Menschen in der Zelle oder im Leben gewählt haben, wird im Inneren des Menschen oder ringsherum sowie auch im Leben

© И.В. Арепьев, 2009

anderer Menschen geschehen.

Eine Zelle nimmt auf und verbindet die Informationen über Vergangenheit, Zukunft und Gegenwart sowie über die Welt aller Menschen und über alle Ereignisse in ihrem Leben. Und die Menschen kämpfen mit anderen Menschen um verschiedene Werte im Leben, dabei behaupten sie zwecks Selbstberuhigung, dass es keinen Platz gibt - für niemanden - und sie brauchen hier keine Menschen mehr.

Also was sehen wir in unserer Lebenszeit? Sich selbst? Ja. Und nur sich selbst. Und dabei kennen und sehen wir so ein Informationsvolumen wie unsere Zelle nicht im Geringsten.

Wofür kämpfen wir immer, wenn wir unseren Körper gar nicht kennen? Das Erforschen und Verstehen von sich selbst ist eine riesige Sache. Das ist Energie, Information, die Welt, der Raum, die unendlichen Entdeckungen auf dem Gebiet der Welt und des Menschen. Und in diesem Bereich gibt es alles, was die Seele wünscht.

Wohin gehen wir in der Außenwelt und vergessen dabei die Innenwelt? Sehen wir etwa
nicht, dass es überall einen Widerstand gibt, da wir etwas außer Acht gelassen haben? Merken wir etwa nicht, dass viele Menschen mit so einer Richtung der menschlichen Entwicklung nicht einverstanden sind? Und wie viele Menschen bleiben zurück? Wie viele gehen nicht mit uns zusammen? Und was für einen Abstand es zwischen den Menschen gibt? Und davon wissen und sprechen die Armen und die Reichen. Mich würde interessieren, ob jemand daran gedacht hat, was wäre, wenn es wieder einen Sintflut gäbe? Wer wird sich mit wem vereinen und wie, wenn sie außer einen schlechten Charakter, Disharmonie und Unfähigkeit, etwas anderes zu tun außer Befehle zu erteilen, nichts anzubieten haben?

Was ist der Sinn der Arche Noahs? Das Verstehen und Wahrnehmen von Gott.

Was ist der Sinn der Vereinigung der Menschen? Das Verstehen und Wahrnehmen von Gott.

Dann wird alles seinen Platz einnehmen und jeder Mensch wird seine persönliche Aufgabe und auch die Zelle seines Körpers verstehen. Zum Beispiel, wird er verstehen, dass die Norm des Lebens und der Ereignisse die Harmonie seines Weges darstellen, gewisse Probleme mit der Gesundheit und den Ereignissen in seinem Leben - die Disharmonie. Wenn Menschen sich selbst wahrnehmen, werden sie nie an jemandem, der Hilfe benötigt, vorbeigehen. Wenn Menschen sich selbst nicht wahrnehmen, nicht kennen und sich nicht dafür interessieren, wie und wofür sie leben, dann müsste man sich die Frage stellen, worin die Rettung für die Menschheit liegt und ob sie in der Zeit der Technik

© И.В. Арепьев, 2009

und der Nanotechnologien notwendig ist? Wenn man die Antwort gefunden hat, soll das System des erforderlichen Ausbildungsniveaus für alle Menschen auf dem Gebiet der geistigen Entwicklung des Menschen geschaffen werden. Dieses System soll die Menschen in die Richtung der Schaffung und der Entwicklung einer geistigen Gesellschaft lenken, in die Richtung der Schaffung eines Menschen, der die Welt der Seele sowie die Welt rings um ihn herum entwickelt.

Zum Schluss möchte ich sagen, dass die Zelle des menschlichen Körpers einer der Haupteckpunkte auf dem Weg des Aufbaus der Welt sowie des menschlichen Körpers ist. Sobald der Mensch gelernt hat, eine Zelle zu verstehen und zu kennen, können viele und viele Krankheiten endgültig verschwinden. Und das wiederum ist die Aufgabe aller Menschen - eine *harmonische Entwicklung ohne Krankheiten*.

Danke. 04.07.07

Thema 149 | Die Zelle des Menschen, die Zelle des Körpers

Im vorherigen Thema haben wir über die Rolle und Funktion der Zelle sowie über die in der Zelle des Menschen enthaltene Information gesprochen. Wir haben auch darüber gesprochen, dass die Zelle im Körper des Menschen die ganze Information über die Welt und den Menschen in sich trägt. In der physischen Zelle des Menschen kann man die aktuelle Information über das Ereignis sehen, das gerade in diesem Moment geschieht. Aber das Interessanteste dabei ist, dass das Ereignis, das wir in der Zelle des Menschen sehen können, auf der anderen Seite der Erde geschieht. Dort, wo es diesen Menschen in diesem Moment gar nicht gibt, und er offenbar dort nie war, und nie die Absicht hatte, dorthin zu fahren. Und das Wichtigste ist, dass dieser Mensch nicht immer weiß, was es dort - auf der anderen Seite der Erde - gibt, wie es bei anderen Menschen so läuft, was es Neues in den anderen Ländern gibt und wie sich ihre Beziehungen entwickeln.

Der Sinn des Gesagten liegt darin, dass sich im Inneren jedes Menschen die Realität der Informationen der Welt und der zwischenmenschlichen Beziehungen in der Realität der Welt widergespiegelt. So eine Methode der Informationsgewinnung sagt Vieles aus und erklärt das Wesentliche - dass die Welt und der Mensch einheitlich sind. Und um das System des Wissens über die Realität der Welt und des Menschen zu finden, ist es offensichtlich notwendig, diesen Weg der Erkenntnis zu gehen. Aber wir kommen noch in unseren Themen zu diesem Gespräch zurück. Und nun über die Zelle des Menschen.

Die Zelle des Menschen im informativen Raum ist durch die Seele mit dem physischen Körper des Menschen verbunden. Diese Verbindung ist die Information und das Licht der Welt, genauso wie das Licht des Wissens des Menschen. Das Augenmerk vieler Themen wird auf das Erkennen des Wesens des Staates, des Gesetzes, des Lenkens der Entwicklungssysteme des Menschen in die Richtung der neuen, im Wesentlichen ganz anderen, Geburt eines Menschen in dem Menschen gerichtet. Mit anderen Worten, um das Wissen und die Information über die Zelle des Menschen in der Außenwelt zu erlangen, sollen alle Menschen der Welt in die Richtung der Schaffung gehen, die wiederum durch die Erschließung und Entwicklung des Bewusstseins des Menschen erfolgen wird. Und dies seinerseits kann nur unter Vorbehalt der Freiheit des Menschen geschehen. *Und die Freiheit des Menschen liegt in der harmonischen Entwicklung der Menschen,* wenn alle gerettet sind, wenn allen Kenntnisse über das Licht und die Entwicklung des geistigen Potentials des Menschen vermittelt worden sind, des Menschen, in dessen Seele sich die Welt entwickelt.

Das Verständnis und die Wahl der Menschen, in ihrem Leben Frieden und das Gute in die Welt zu tragen, führt dazu, dass sie in ihrem Leben den Weg der Schaffung gehen. Dieser Weg führt zum Begreifen des *Ziels des Menschen - lange und glücklich zu leben.* Und wie kann man lange leben? - Wenn man das Lebensprogramm, das das Leben selbst entwickelt, akzeptiert. Was entwickelt das Leben im Leben der Menschen? - Die Ewigkeit. Wenn die Menschen die Ewigkeit als den Weg zur Entwicklung des Lebens akzeptieren, dann leben sie ewig oder jedenfalls sind nah dran, ewig leben zu können. Das *ewige Leben ist das Treffen mit Gott.* Derjenige oder diejenigen, die Gott getroffen haben, leben ewig und wissen über die Welt aller Menschen und über sich selbst das, was Er weiß. Der Weg dieser Entwicklung zeigt die Richtung der Schaffung eines grundsätzlich neuen Staates und neuer Staaten. Er trägt in seinem Wesen das System der Entwicklung des Menschen und seines Wissens über die Seele, die Entdeckung des Weges jedes Menschen, und nicht nur einen konstanten Unwillen des Systems, die Entwicklung der Menschen zu stoppen und ihnen einzureden, dass man nichts mehr ändern kann. Man kann dort nichts ändern, wo sich der Mensch nicht ändert und keinen Wunsch hat, den Änderungsbedarf zu erkennen und sich zu ändern, in dem er sein Inneres ändert.

Die Veränderungen im Inneren des Menschen sind Handlungen seines Geistes. Und wenn der Mensch alles tut, damit sein Geist schläft, dann kann er auch nicht verstehen, was er tun soll, was von ihm gewollt wird und ob er etwas allein ändern kann. Und wenn er über die Veränderungen erzählen wird, werden andere Menschen ihm zuhören? Als

Folge macht der Mensch keinen Schritt sich selbst entgegen, aber in seinen Gedanken geht er einen langen Weg für andere Menschen. Er erzählt niemandem darüber, was er weiß und denkt, und dass er eine gewisse Situation andere Menschen betreffend voraussehen kann. Er spricht und denkt über andere Menschen, aber in Wirklichkeit sind ihm nur er selbst und sein Ruf wichtig. Er macht sich sorgen, was die anderen über seine Absichten denken und ob sie es überhaupt tun werden. Die Gedanken, die einen Menschen in eine Sackgasse der auf den ersten Blick logischen Überlegungen führen, spiegeln das wirkliche Leben der Menschen nicht wider und infolgedessen erschließen sie nicht die Zelle des Menschen.

Der Aufbau des Systems der Entwicklung des geistigen Wissens im Leben des Menschen und der Menschheit erschließt in erster Linie den Weg der Erkenntnis von sich selbst und somit von der Welt in sich selbst. Durch die Erkenntnis von sich selbst als einen Menschen und der Welt ringsumher erschließt jeder den Sinn dessen, warum Gott ihn erschaffen hat - durch Erkenntnis und Erschließung nur einer einzigen Zelle des Körpers, in der sich die Vergangenheit, die Zukunft und die Gegenwart widerspiegeln. *Die Zelle des Menschen öffnet sich den Menschen, die sich der Welt, den anderen Menschen und sich selbst geöffnet haben. Den Menschen, die ihre Seele geöffnet haben und dem Erlangen des Wissens über die Welt und den Menschen gegenüber offen sind.* Also dadurch, dass der Mensch sich der Welt öffnet, öffnet sich die Zelle im Körper des Menschen. Das Öffnen des Menschen der Welt ist der Schlüssel- und Wendepunkt in dem Entwicklungsprozess der Menschheit. Das Sich-Öffnen der Menschen einem anderen Menschen gegenüber spiegelt die Schaffung und Ereignisse in der Außenwelt sowie die Realität wider, und zwar aus dem Blickwinkel der Welt aller Menschen und der Schaffung des ewigen Lebens auf der Erde, was wiederum beweißt, dass der Mensch das Leben Gottes wahrnimmt.

Wie kann der Mensch einen ewig lebenden Gott oder einen ewig lebenden Menschen wahrnehmen? Wie kann er es tun in diesem harten System der Entwicklung des Lebens und seiner Werte? Wie kann er es tun, wenn er weiß, dass er sterblich ist? Wie kann ein Mensch die Zelle eines anderen Menschen verstehen und erschließen, wenn er das Leben als das Leben der Welt und das Leben des Menschen nicht akzeptiert? Welche Gedanken steigen den Menschen auf in dem Moment, in dem sie die Entscheidung getroffen haben, dass ihr Leben zu Ende ist? Wenn sie sich selbst eine bestimmte Frist gesetzt haben? Wenn sie im Leben das System der menschlichen Entwicklung gewählt haben, das den Willen des Menschen unterdrückt? Unterdrückt seine Freude, seine Liebe, seine Hoffnung, Freundschaft und Ehrlichkeit? Wie entwickeln sich das System der zwischenmenschlichen Beziehungen und das System eines Staates, wenn ihrer Entwicklung keine Gesetze, die die Liebe, Ehrlichkeit, Gerechtigkeit, die Welt und den Menschen weiterentwickeln, zugrunde liegen? Wie kann man gut leben, wenn man weiß, dass es den anderen nicht gut geht? Wie kann man sich wohl fühlen, wenn man weiß, dass das, was es in der Außenwelt gibt, auch im Inneren des Menschen existiert? Also was schaffen wir - die Menschen auf der Erde – mit dem Wissen, dass das, was wir schaffen, und das, was zum Vorschein kommt, sich in uns selbst widerspiegelt? Warum wundern wir uns, wenn wir den Tod des Menschen sehen, und zur selben Zeit im Körper des Menschen die Zerstörung der Zellen läuft? Der Übergang des Menschen in einen anderen Raum und die Zerstörung der Zellen eines Lebenden führen zu den Stufen eines Labyrinthes, in dem die erste Stufe das Alter ist. Um in einen anderen Raum der Existenz gehen zu können, musste die Menschheit Krankheiten, Alter und den eigenen Abgang erschaffen. Egal wer was schreibt und wer was sagt, das Wesentliche bleibt - diese Prozesse sind im Bewusstsein der Menschen eingeprägt. Und wenn die Menschen den Weg der Entwicklung des Bewusstseins der Menschheit gehen, wird das Unnötige aus dem Bewusstsein der Menschen für immer verschwinden. Dies geschieht dann, wenn die Menschheit Gott in der Welt und ihrem Leben wahrnimmt, mit der Seele akzeptiert und mit Gott als Bestandteil der Seele handelt. Wenn die Menschen Gott im Leben aller akzeptieren, können sie ihre eigene Situation, Ereignisse in ihrem Leben, ihre Realität verstehen. Die Realität, in der sie bisher keine einzige Zelle in ihrem Inneren sehen konnten, ganz zu schweigen von der ganzen Welt.

Wir leben und akzeptieren das, was wir in der Welt sehen und verstehen können. Wenn wir verstehen, dass wir kämpfen müssen, dann kämpfen wir. Wenn wir die Welt verstehen, dann leben wir ewig und entwickeln uns weiter. Wenn wir Gott in der Welt der Menschen sehen und wahrnehmen, dann schaffen wir so wie Gott schafft und gehen von der Entwicklungsvariante des Lebens der Menschen weg, in der wir einen oder anderen, oder alle auf einmal verlieren. *Die Zelle des Menschen ist eine ganze Welt aller Menschen. Ihre Erhaltung und Entwicklung liegt auf den Schultern der ganzen Menschheit.* Wenn wir nicht mal eine Zelle kennen, wissen wir nicht, was am anderen Ende der Erde geschieht. Und nicht nur dort, sondern überall, wo es einem Menschen schlecht geht. Ihm geht es schlecht, weil sich die Menschen nicht nur ihm gegenüber, sondern auch sich selbst und den Menschen von nebenan gegenüber achtlos verhalten. Jemand versucht zu helfen und zu erklären, dass alles gut wird, dabei spricht er überhaupt nicht über das Leben. Und diese Worte, die sich nicht in Handlungen und schon gar nicht in der Realität widerspiegeln, spiegeln sich auch im Körper des Menschen nicht wider,

© И.В. Арепьев, 2009

sondern bleiben im Außenraum in Form leerer Versprechungen. Und mit der Zeit pressen diese den Raum des Lebens aller Menschen mit Unglauben und Lüge zusammen. Der Raum des Lebens wird von solchen Informationen verschmutzt und beeinflusst unmittelbar das Leben und die Gesundheit des Menschen. Und der Mensch, der in seinem leben nur dem Geld hinterher läuft, bemerkt das gar nicht. Er sieht sich selbst nicht, er sieht andere nicht; die Zelle, über die wir sprechen und Gott, der alles geschaffen hat, sieht der Mensch nicht. Damit beende ich dieses Thema und nach dessen Erschließung werde ich fortsetzen.

Danke 07.07.07

Thema 150 | **Die Zelle des Menschen. Die Zelle, die die Realität der Welt sowie die der Ereignisse im Leben eines Menschen widerspiegelt**

Um das Thema „ Die Zelle des Menschen" fortzusetzen, möchte ich über die Energie, die eine Zelle besitzt, kurz sprechen. Diese Energie entsteht im Außenraum der Handlungen und Ereignisse des Menschen und spiegelt sich als Frieden in der Welt des Menschen wider, sowie in seinem Körper und in der Zelle. Sie spiegelt sich auch als die Information wider, die der Mensch später für den Aufbau des physischen Körpers benutzt.

Die *Information* öffnet sich in Inneren des Menschen als sein persönlicher Weg und die Entwicklung der Ereignisse, die den Weg des Menschen mit allen anderen Menschen in der Welt bilden. Der Weg des Friedens, der Weg der Schaffung und der Entwicklung der Realität, in der andere Menschen ihre Pläne und Wünsche verwirklichen können. Man kann durch die Handlung anderer Menschen die Welt mit allen ihren Zusammenhängen und zwischenmenschlichen Beziehungen sehen.

Die *Ereignisse*, die der Mensch geschaffen hat, egal ob sie gut oder schlecht sind, spiegeln sich immer im Inneren aller Menschen und eines einzigen konkreten Menschen wider, der dieses Ereignis für sich selbst und andere Menschen geschaffen hat.

Der Mensch schafft im Leben Ereignisse und Informationen. Das *Verständnis* dessen weist nicht nur auf die weiteren zukünftigen Ereignisse, sondern spiegelt diese auch im Inneren des Menschen wider, und zwar in der Form der Aufgabe, die der Mensch sich selbst und anderen Menschen gestellt hat. Das Verständnis ist in diesem Fall der Schlüssel zur harmonischen Beziehung mit sich selbst, anderen Menschen und der ganzen

Welt. Ohne so einen Schlüssel wird jede angefangene Sache, egal wie groß und wichtig sie ist, in einer Sackgasse enden. Genauso wird der ständige Fluss des Erlangens von bestimmtem Wissen sowie der Zufluss bestimmter Informationen, die der Mensch oder andere Menschen brauchen, unterbrochen. Es ist, zum Beispiel, notwendig zu verstehen, dass sich *die Ereignisse im Leben des Menschen, die in der Außenwelt sowie in seinem Inneren geschehen, in seiner Zelle widerspiegeln*. Genauso ist es wichtig zu verstehen, dass diese Widerspiegelung nur dann stattfinden und sich in der Außenwelt zeigen kann, wenn der Mensch es selbst gewollt hat, weil er gedacht hat, dass es so für ihn und andere Menschen besser sei. Die Menschenseele funktioniert auch nach einem Ursache-Wirkungs-Zusammenhang: sie akzeptiert Gott und die Welt in ihrem Inneren. Und das ist der primäre Wille und die Auswahl des Menschen selbst. Und wenn der Mensch es versteht, dann eröffnet ihm diese Einstellung seiner Seele - des Lichtes der Seele - das Licht Gottes und der Welt des Wissen Gottes über die Welt und über den Menschen. Und durch ihn – allen Menschen.

Die *Einstellung der Zelle des Menschen auf die Ereignisse in der Welt* und *die Ereignisse aller Menschen oder eines konkreten Menschen* verläuft im Einklang mit der Menschenseele, mit ihrer Abstimmung auf die Welt und Gott. Die Zelle spiegelt in sich die geschaffenen Ereignisse, die in der Welt, im Leben aller Menschen oder im Leben einiger geschehen, wider. Der Mensch, zum Beispiel, hat eine konkrete Aufgabe, die er durch seinen Weg realisiert, dadurch dass er sich als eine kreative Persönlichkeit durch Erwerben von Wissen erschließt. Jeder Mensch hat in seinem Leben bestimmte Aufgaben zu erfüllen. Dies macht eigentlich seinen Lebensweg aus. Wenn die Aufgaben eines Menschen den Anforderungen aller anderen Menschen an ihren Lebensweg entsprechen, bedeutet das, dass andere Menschen zu diesem Menschen gehen, um das Licht ihrer Aufgabe in seinen Weg einzubringen. Sie verstärken dadurch das Licht seines Weges und bekommen entsprechend das Wissen seiner Aufgabe, zum Beispiel, glücklich und ewig zu leben. Kann ein Mensch so eine Aufgabe haben und kann der Mensch diese Aufgabe auf dem Weg der Entwicklung aller Menschen realisieren? Warum nicht? Kann ein Mensch so eine Aufgabe realisieren, wenn er weiß, wie er durch die Verstärkung seines Weges die Lösung findet und die Aufgabe erfüllt und somit die Lösung für die Aufgabe anderer Menschen findet? Erfolgt, zum Beispiel, die Wahl eines Gruppenführers oder eines Staatsoberhaupts etwa nicht auf diese Weise? Ja, auf diese Weise. Obwohl die Bedingungen ein wenig anders sind. Aber der Sinn bleibt derselbe: sobald einer weiß, wohin man gehen soll, spricht er darüber und durch seine Handlungen auf den richtigen Weg weist, finden langsam die Aufgaben der Menschen auf diesem Weg

© И.В. Арепьев, 2009

ihren Platz und eine entsprechende Anwendung; die Menschen vereinen sich, um das Geplante zusammen zu verwirklichen. Somit gehen die Menschen in die Richtung der Aufgabenrealisierung von jedem Menschen, da sie den Mechanismus gefunden haben, in dem jeder Mensch ein Mensch ist und seine Interessen sowie die Interessen aller berücksichtigt werden.

Meiner Meinung nach suchen sowohl alle Menschen in der Welt als auch Staatsmänner so einen Mechanismus. Wenn dieser Mechanismus nicht zu Diensten steht, wird man viel Kraft und Mühe investieren müssen, um immer so zu handeln, als ob es dabei allen gut ginge. Und in Wirklichkeit geht es nur einigen gut. Alles für diejenigen, auf die man sich im Leben immer verlassen kann, weil es ohne Verlass sehr schwierig ist, etwas zu schaffen oder zu tun, sowohl für sich selbst als auch für andere. Der *Mechanismus,* der den Anforderungen jedes Menschen entspricht, der seine Freiheit, seine Interessen und seine *Wahl* nicht unterdrückt, ist ein Gipfel der ersten Stufe des Lebens aller Menschen, *wo jeder Mensch beginnt,* in *Frieden in der Welt der Menschen zu leben.* So ein Mechanismus der Regulierung von Beziehungen, Arbeit, Interessen und Aufgaben aller Menschen zu schaffen, haben viele und viele Generationen versucht, versuchen es immer noch und werden es immer versuchen. Allem Anschein nach, wissen die Menschen, dass es keine ideale Welt sowie keinen idealen Mechanismus der menschlichen Beziehungen gibt, und sie sprechen sogar darüber. Dennoch schafft jedes Volk seine eigene Verfassung, seine eigenen Gesetze, seine eigene Verhaltensordnung, welche ihn von einem anderen Volk unterscheiden sollen.

Was schaffen die Menschen wirklich, wenn sie eine Verfassung schaffen? Den Mechanismus der Beziehungen zwischen den Menschen, die sich durch ihre Ziele und Aufgaben im Leben vereint haben und sich einig geworden sind, den ausgewählten Weg zusammen zu gehen. Und wenn sie diese Entscheidung getroffen haben, müssen alle im Rahmen der verabschiedeten Verfassung handeln, egal ob sie mit den weiteren auf diesem Weg anfallenden Entscheidungen einverstanden sind oder nicht - und ohne Rücksicht darauf, was andere davon halten. Wenn ein Mensch oder eine Gruppe von Menschen über die vorgeschriebenen Grenzen hinausgeht und dabei das Gesetz verbiegt, beeinträchtigt ihr Benehmen alle anderen. In diesem Fall kann die Reaktion des Außenraums sehr stark sein, sie richtet sich nach dem Ausmaß der Gesetzverbiegung. In vielen Situationen kann diese Reaktion negativ sein. Ein Beispiel: eine Handlung eines Menschen gegen einen anderen, der in sich eine negative Ladung trägt, führt die beiden zur Bildung eines negativen Ereignisses, das sich wiederum immer in dem Menschen widergespiegelt, der in seinem Inneren das meiste Negativ trägt.

© И.В. Арепьев, 2009

Offenbar, fragen sich deshalb viele Menschen, wenn sie ein Ereignis besprechen, das in ihrem Beisein geschehen ist: „Wie kann es sein? An diesem schlechten Ereignis haben zwei Menschen teilgenommen. Warum beeinträchtig es den Menschen, den wir lieben und nicht den, den wir nicht mögen". Anziehung und Reflexion der negativen Information geschieht nach dem Prinzip: im Inneren des Inneren. Damit sich das Äußere im Inneren widergespiegelt, muss es im Äußeren eine Information geben, die dem inneren Zustand und der Information des Menschen entspricht. Nur dann spiegelt sich im Inneren des Menschen das Ereignis wider, in dem sich das Negative widergespiegelt, das bestimmten Gedanken des Menschen entspricht.

Wir nähern uns dem Thema über die Zelle des Menschen an und, wie wir sehen können, gibt es bestimmte Regeln der Informationswiderspiegelung und durch diese die Widerspiegelung sowohl der Energie als auch der Ereignisse im Körper des Menschen - in einer Zelle. Die Handlungen des Menschen, seine Taten, Gedanken, Aktivitäten, die im Inneren des Menschen entstehen, spiegeln sich in der Außenwelt als seine Gedanken und im Raum als bestimmte Erscheinungen wider. Diese wiederum gehen in die Vereinigung der Menschen, in den Weg des Menschen, in seine Aufgaben, in die Gesellschaften und die Staaten über. Das alles, aber schon geformt, spiegelt sich im Körper des Menschen - in seinen Zellen - wider und trägt eine gewisse Energieladung und Information.

Der Mensch entwickelt seinen Weg und seinen Körper in dem Staat, in dem er nach von ihm geschaffenen Gesetzen lebt. Der Mensch entwickelt sich so, wie er es sieht und versteht. Er spiegelt rings um ihn herum die Realität der Welt und der Ereignisse wider, die er und andere Menschen akzeptiert haben. Der Mensch schafft den technischen Fortschritt und ist sich dabei bewusst, dass er den Interessen aller dient. Und das ist das Grundgesetz der Entwicklung des Lebens in der Welt und auf der Erde von einem Menschen sowie von allen Menschen. Der Mensch entwickelt sich nach den Gesetzen dessen, was er in seinem Inneren geschaffen und akzeptiert hat, dabei schiebt er alle anderen Entwicklungsrichtungen zur Seite oder gar noch weiter weg. Wenn es zu einer Störung kommt in dem Entwicklungssystem, das der Mensch geschaffen hat und als einzig und allein richtiges akzeptiert hat, bedeutet es, dass der Mensch was außer Acht gelassen hat: vielleicht seine Meinung oder die anderer Menschen, vielleicht die Freiheit aller Menschen, vielleicht den Mechanismus, über den er ständig spricht, aber dann das Gegenteil macht, vielleicht die Realität der Welt. Diese Störung kann zum Vorschein kommen als, zum Beispiel, Gesundheitszustandsverschlechterung, Umweltverschmutzung, Verschlimmerung der Lebensbedingungen des Menschen, negative Ereignisse, Freiheitseinschränkung oder Willensunterdrückung. In dem Fall muss der Mechanismus des Hörens anderer Menschen und ihrer Gedanken flexibel sein, da es sehr wahrscheinlich ist, den Schlüsselpunkt der Ereignisse zu verpassen. Und zurückzugehen ist für keinen leicht. Und wenn es viele solche Menschen gibt, dann muss man in den meisten Fällen mit sehr großem Aufwand an Bemühungen und Ressourcen des menschlichen Körpers arbeiten. Deshalb müssen die Menschen immer flexibel und aufmerksam zu einander, zur Welt und zu den Ereignissen sein; müssen versuchen, diese richtig zu verstehen, um den weiteren Lebensweg mit allen Menschen zusammen unter Berücksichtigung gemeinsamer Interessen planen zu können. Wenn es ihnen gelingt, werden sie offenbar die Welt, sich selbst und andere Menschen entdecken. Und durch diese Entdeckung wird der Mensch in der Zelle seines Körpers Gott, der wandert und erschafft, wahrnehmen. Und mit Gott wird der Mensch sich selbst wahrnehmen, sich selbst als jemanden, der schafft und nicht zerstört und nicht aus einer Sackgasse in eine andere läuft.

Die Widerspiegelung aller in der Welt geschehenen Ereignisse in der Zelle des Menschen - besonders der, die schon geschehen sind - wie früher erwähnt, gibt dem Menschen Energie und Information. Diese Energie und ihr weiterer Zufluss können unendlich sein. Dies betrifft auch die Information: wenn man weiß, wie sie zu erschließen ist, kann man immer den richtigen Weg wählen und mit allen zusammen diesen Weg gehen. Der Zusammenschluss auf dem Weg bedeutet, dass die Energie im beliebigen Volumen zufließt und für aufgesetzte Ziele und Aufgaben ausreichend ist und dass die Information über ein beliebiges Objekt der Realität vorhanden ist, da jedes Objekt in sich die Struktur des Bewusstseins trägt. In dem Fall wirkt sich eine richtig definierte Aufgabe der Rettung von allen als ein positives Ergebnis aus, als gute Gesundheit und der richtige Weg jedes Menschen. Und das stellt wiederum die Berücksichtigung der gemeinsamen Interessen dar. Auf so einem Weg regt die Widerspiegelung des Ereignisses in der Zelle des Menschen alle Menschen an, zu leben. Genauso zeigt sie den Menschen den Weg ihrer sicheren Weiterentwicklung, den Weg positiver Ereignisse, den Weg, in dem sich die Welt aller Menschen als Frieden in der Welt ringsumher, die Gesundheit des Menschen als die Gesundheit aller Menschen, die Realität des Menschen als die Realität des Lebens aller und jedes Menschen widergespiegelt.

Aber derzeit schaffen die Menschen das, was sie zerstören kann. Das spiegelt sich in der Welt wider; spiegelt sich im Menschen als neue Krankheiten und Probleme im Leben und auf seinem Weg wider. Solange der Mensch nicht begriffen hat, dass er die Welt – und in der Welt sich selbst - verstehen soll, wird er Gott nicht verstehen können, und somit auch alle Menschen. Bis zu diesem Moment wird sich das vom Menschen geschaffene Gute oder Schlechte in ihm selbst widerspiegeln, genauso wie im Körper anderer Menschen; wird sich als das, was der Mensch in das vorgegebene Realitätsobjekt angelegt hat, widerspiegeln.

Wenn wir den sicheren Weg der Entwicklung wählen, ermöglichen wir somit allen zu leben und sich zu entwickeln. Dadurch geben wir zu, dass die Welt und Gott wirklich existieren. Die *Realität der Welt Gottes ist das Leben des Menschen.* Und wenn es Krankheiten, Zerstörungen und Vernichtung der Menschen gibt, bedeutet das, dass die Interessen aller nicht berücksichtigt sind, dass der Mechanismus des Verständnisses und der Entwicklung des Menschen nicht erschlossen worden ist, dass die Welt und die Realität irgendwo nebenan sind und man braucht nur einen Schritt in die Richtung zu machen. Und um das sehen zu können, muss man *entsprechendes Wissen haben* und *Gott in seiner Seele und seinem Leben akzeptieren.* Sobald es geschehen ist, *erschließt sich die Realität der Welt Gottes dem Menschen* und *jeder wird sich selbst und seine Lebensaufgabe – zu leben - sehen können.* In dem Fall ist das, was sich im Inneren des Menschen widergespiegelt, Frieden. Und Frieden wird den Menschen umgeben und wird zum Frieden in der Welt. Und das spiegelt sich wiederum als Ewigkeit im Körper des Menschen wider, als Ewigkeit, die der Mensch mit Dankbarkeit in seinem Leben akzeptiert.

Danke. 09.07.07

© И.В. Арепьев, 2009

KAPITEL XVII

Die Zelle des Menschen als eine Struktur, die die Welt des Menschen widerspiegelt | Thema 151

An den vorherigen Themen über die Zelle des Menschen anknüpfend, möchte ich über ihre informative Struktur aus einer anderen Sicht sprechen – aus der über die innere informative Struktur des Menschen.

In der Zelle des Menschen, wie bereits früher erwähnt, spiegelt sich sowohl die Welt als auch der Mensch wider. Die *Grundlage einer Zelle* ist ein informatives Bild des Menschen, die Widerspiegelung sowohl des inneren als auch des äußeren Inhalts der Information. Wenn man die Zelle des Menschen betrachtet, besonders den Kern, kann man in ihrem Inneren, in dem Kern, in der inneren Struktur vier Hohlspiegel sehen. Diese spiegeln sowohl das innere Wesen und die Information als auch das Bild des Menschen wider. Dieses innere Wesen befindet sich immer in einem bestimmten harmonischen Zustand. Dadurch produziert ständig das Bild des Menschen im Inneren der Zelle bestimmte Informationen über den Menschen und seinen Zustand sowie auch Energie und unterstützt diese. Diese Information und Energie lassen die innere Struktur der Zelle sich durch die äußere Struktur widerspiegeln. Die innere Struktur spiegelt sich, zum Beispiel, durch die benachbarten Zellen, durch alle Zellen des Körpers, durch die Organe, Systeme, Strukturen – in die Umwelt.

Zum Beispiel, die im Inneren der Zelle des Menschen gespeicherte Energie und Information können sich in der Umwelt als positive Ereignisse, die der Mensch braucht, widerspiegeln. Wenn im Leben des Menschen negative Ereignisse geschehen, können sie sich - so wie auch die Energie und die Information – gruppieren und widerspiegeln und in den physischen Körper des Menschen eindringen. Dabei können sie die innere Struktur des Menschen – seines physischen Körpers – sowohl verdrehen als auch, zum Beispiel, in der Zellenstruktur oder auch in der Materie oder in den Zellen selbst widerspiegeln und somit irgendeine Krankheit zum Vorschein bringen. Durch Energie können sie negative Informationen zum Vorschein bringen und damit bestimmten inneren Druck auf die Zellenstruktur im Inneren des menschlichen Körpers erzeugen, zum Beispiel, auf die Zelle - auf den Kern der Zelle. Dadurch entsteht eine Verdrehung, die sich widergespiegelt. Und wenn der Mensch in seinem Leben den Weg, den er geht, das Wohlbefinden und den Gesundheitszustand auf eine negative Art und Weise aufbaut, und zwar in die Richtung, wo er sich so aufführt als ob er jedem Hilfe leisten würde, als ob er der Freund aller Menschen ist, als ob er derjenige ist, der das Gute und das Licht in sich

© И.В. Арепьев, 2009

trägt, wird sein Status geschwächt: der äußere – in Form der Ereignisse, der innere - in Form seiner Gesundheit. Diese Schwächung ermöglicht der negativen Information, die innere Struktur der Zelle zu beeinflussen.

Diese drei Spiegel, die ich oben erwähnt habe, bilden in sich die einheitliche Gestalt des physischen Körpers sowie aller Ereignisse im Leben des Menschen. Die negative Struktur drückt auf die Struktur der Hohlspiegel im Inneren der Zelle des physischen menschlichen Körpers und kann sie dadurch beschädigen. Das heißt, einer der Spiegel konnte über seine Grenzen treten oder sich auf irgendeine Weise umdrehen und über die Grenzen des Zellenkerns austreten. Dies kann auf dem informativen aber auch auf dem physischen Niveau geschehen, dadurch werden das Bild des Menschen sowie die Einheitlichkeit des Menschen innerhalb der physischen Zelle verschoben. Das heißt, es gibt einen Verlust von Licht, Energie und notwendiger Information - Information über die Einheitlichkeit des Körpers, der Energie, über die Ströme, die durch den Körper des Menschen fließen, zum Beispiel, kosmische Ströme, die von oben nach unten fließen und Erdströme, die von unten nach oben fließen, und dadurch – durch den ganzen menschlichen Körper.

Wenn man diese Ströme betrachtet, kann man sehen, dass der Strom, der von oben nach unten fließt, meistens die Wirbelsäule entlang fließt, und der von unten nach oben - das Muskelgewebe entlang, durch die physischen Zellen des menschlichen Körpers. Ihr Kontakt miteinander bildet die einheitliche Struktur des physischen menschlichen Körpers: wenn der Mensch sich wohl fühlt, heißt es, diese Struktur ist harmonisch. Auf solch einer Vibrationsebene versteht der Mensch immer andere Menschen sowie die Umwelt, zum Beispiel, die Natur.

Er versteht, zum Beispiel, Tiere, da die physische Struktur der Tiere auch eine reflektierende Impulsstruktur hat. Durch diese Struktur spiegelt sich das Licht als ein Impuls wider. Und der Mensch kann diese Impulse entziffern: es ist egal ob sie von einem Tier, einem Vogel, den Bäumen oder Pflanzen kommen, der Mensch empfängt immer bestimmte informative Vibrationen, informative Signale, die er entziffern kann.

Sobald innerhalb der physischen Zelle, innerhalb ihres Kerns so eine Struktur sich spiegelverkehrt umdreht, tritt sie aus einer bestimmten Struktur heraus und lockert wird locker. Dann beginnt das Licht, in die Struktur des physischen Körpers des Menschen, in die Struktur der Zellen, der Organe oder des ganzen Körpers überzufließen. Dadurch befindet sich das Licht im Inneren des Körpers, wodurch auch die Energie beginnt, in die Struktur des Körpers überzufließen, das heißt in die angrenzenden Zellen oder in die Organe, genauso wie die Information. Dies weist darauf hin, dass der Mensch in sich – in

© И.В. Арепьев, 2009

seiner Seele - die einheitliche Struktur seines physischen Körpers trägt. Das Licht, die Information und die Energie fließen nie irgendwohin über - sagen wir, über die Grenzen des physischen Körpers - außer unter besonderen Umständen, ansonsten bleiben sie immer im physischen Körper. Dies bestätigt in den meisten Fällen, zum Beispiel, die Richtung, in die sich derzeit die Regeneration der Organe entwickelt.

Wie soll die Regeneration des Gewebes oder eines Organes durchgeführt werden? Man muss in den Raum, in dem das Organ war, die Lichtstruktur des Organes, die mit der Informationen über das Organ und mit der Energie gefüllt ist, projizieren. Dann wird das Gewebe, zum Beispiel, eine Zelle, oder ein Organ, oder Knochengewebe wachsen.

Das heißt, um die Struktur der Zelle, nur einer einzigen Zelle, wiederherzustellen, muss man die informative Struktur, über die ich gerade spreche, ganz genau sehen und verstehen können. Um die Struktur der Zelle wiederherzustellen, muss man eine genaue Diagnose stellen können, um festzustellen, was die Störung der informativen Struktur, der Struktur, die die Einheitlichkeit der physischen Zelle widerspiegelt, verursacht hat. Diese Ursache kann der Grund für die Störung der Einheitlichkeit des Körpers oder des Knochen- bzw. Muskelgewebes sein. Man muss genau wissen und sehen können, was das für ein negatives Ereignis ist, das sich ständig widergespiegelt und die Ereignisse im Leben des Menschen auf so eine negative Weise beeinflusst, das er ein Signal empfängt, das ihn von seinem Weg, von seiner Aufgabe, die er sich gestellt hat, abweichen lässt. Oder liegt das Problem vielleicht im Körper des Menschen? In Form einer Krankheit, zum Beispiel, die auch Signale sendet, die gesehen werden müssen. Sie hängt sich an bestimmte Ereignisse im Außenraum, die ihrerseits den Menschen bremsen und den Weg des Menschen sowie die von ihm zu erfüllenden Aufgaben sehr spezifisch und negativ beeinflussen können. Der Weg und die Aufgaben werden von den Ereignissen eher undirekt beeinflusst, aber die Ausführung einer bestimmten Aufgabe auf seinem Weg - direkt. Sobald die Ursache festgestellt ist, muss man als erstes das Impulssystem auflösen.

Das *Impulssystem* ist nichts anderes, als eine bestimmte Form, die mit Information gefüllt ist. Das heißt, wenn man die Gedanken des Menschen näher betrachtet um sie zu sehen und zu verstehen versucht, kann man den *Gedanken des Menschen* als eine *bestimmte Form* definieren. Eine Form, die mit bestimmter Information gefüllt ist, die der Mensch in einer beliebigen Form darlegen möchte: schriftlich, verbal oder mental, telepatisch oder in einer anderen codierten Form. Aber der Gedanke des Menschen bleibt immer eine Form. Wenn man, zum Beispiel, die Form – den Gedanken des Menschen - sieht und kennt, weiß man immer, welche Form der Gedanke hat, das heißt, welche geometrische Form. Wenn man nur die Geometrie der Form des Gedankens eines beliebigen Menschen kennt, kann man bereits die Informationen erkennen, die der Mensch überträgt, und den Empfänger, das heißt den Menschen, an wen diese Informationen vermittelt werden, und wie sie realisiert werden. Meistens betrifft das die Struktur der Verwaltung der Realität vom Menschen, das heißt dass der Mensch durch seine Gedanken die Realität steuert. Er erschließt tatsächlich die Innen- und Außenwelt, er baut Beziehungen zu anderen Menschen auf, er baut Beziehungen zu dem Staat und anderen Staaten auf sowie zwischenstaatliche Beziehungen. Das alles sind Beziehungen, die der Mensch durch seine Gedankenform in der Welt aktiviert. Deshalb hat eine deformierte Struktur eine bestimmte deformierte Form der Gedanken des Menschen, die im Grunde genommen Menschen von ihrem Weg abweichen lassen. Mit anderen Worten, sendet ein geformter Gedanke des Menschen, der in sich deformierte Informationen trägt, einen Impuls. Dieser lässt viele Menschen von ihrem Weg und von ihren Aufgaben abweichen. So eine Form befindet sich nie auf dem Weg eines Menschen, es ist unmöglich, sie dorthin zu platzieren. Das bedeutet, dass so eine Form und so ein Gedanke sich immer außerhalb der Aufgaben und des Weges eines Menschen befinden. Sobald Sie diese Gedankenform in einem bestimmten System gesehen und gefunden haben, können Sie diese Informationen auflösen, da Sie die Form des Gedankens sehen und sogar kennen. Wenn Sie die Information auflösen, lösen Sie gleichzeitig auch die Form und dadurch den negativen Gedanken auf.

Warum möchte ich so intensiv über dieses Thema sprechen? Weil jeder Gedanke des Menschen von Grund auf eine unendliche Struktur hat und weil jeder Gedanke das Licht der Seele in sich trägt. Das Licht der Seele, wie die Seele selbst, ist eine unendliche Struktur. Jeder Gedanke hat eine unendliche Struktur. Eine Struktur ist dann geschlossen, wenn sie eine Form hat, eine Form, die Informationen beinhaltet. Und diese Struktur, die eine informative Wirkung hat, hält sich an den Weg, den Menschen gehen und auf dem sie die Aufgaben des Privatlebens erfüllen. Die Menschen haben sich entschieden, dass sie gut und glücklich leben werden, sie gehen diesen Weg und erfüllen die Aufgabe, so zu leben. Das bedeutet, dass sie eine Wahrnehmung von dem Menschen und der Welt entwickeln, in der sie ewig leben, sich ewig entwickeln, sich ewig fortbilden und ewig schaffen können. Die, die deformierte Strukturen erschaffen, versuchen immer, sich neben den Menschen, ihren Wegen und Aufgaben, die die Menschen sich stellen, zu befinden. Das machen sie, damit sich die deformierte Struktur immer von der Energie dieses Weges „ernähren" kann. Nicht von der Energie der Aufgabe oder des Menschen, sondern von der Energie des Weges, um dadurch eine Impulsstruktur zu haben, die zum Wohl des Menschen arbeitet. Das Wohl liegt darin, dass sie nicht zum Wohl des unendlichen Weges der Entwicklung des Menschen arbeitet - so kann sie nicht arbeiten - aber zum Wohl des Menschen. Das Wohl liegt darin, dass diese Strukturen sich nicht ewig entwickeln können und es nie konnten. Das ist natürlich schlecht, dass sie auf den Menschen gerichtet sind, aber im Großen und Ganzen ist das der Mensch selbst, der diese Strukturen schafft, da er seinen Wünschen folgt: Macht zu haben, einen bestimmten Posten zu besitzen, Menschen beeinflussen zu können oder Profit zu erzielen, zum Beispiel, in Geldform. Sobald Sie diese Struktur gefunden haben, müssen Sie ihre Form und die in ihr erhaltene Information ändern, dadurch ändern Sie den Gedanken des Menschen und senden ihn in die Zukunft des Menschen, der dies geschaffen hat. Ja, das stimmt, dass er ein negatives Ereignis geschaffen hat, das die Menschen negativ beeinflusst, aber Sie lenken immerhin die Gedanken so, dass sie günstige Ereignisse für alle Menschen schaffen und seltsamerweise auch für diesen Menschen, indem Sie seine Gedanken in die Zukunft senden. Sie tun es, damit der Mensch die Welt so sehen kann, wie sie in Wirklichkeit ist - eine reale Welt. Sobald es geschehen ist, können Sie mit der Kraft des mentalen Impulses den Spiegel, der sich verstellt hat, verschieben und eine einheitliche Struktur in Form von vier Hohlspiegeln formen, die ihrerseits eine Sphäre im Inneren der Zelle – in ihrem Kern - bilden. Dabei muss man beobachten, wie sich das Licht benimmt und wie sich das Licht als eine Lichtstruktur sammelt, wie sich die Energie und die Information verhalten. Die Information, die Energie und das Licht sollen so eine Art Dreifaltigkeit bilden, die sich in dem Bild des Menschen, in der einheitlichen Struktur, in der Information des Körpers, in der Energie äußert. Sie äußert sich in Form des physischen Gewebes, des Raums und des Lichts, in Form der Realität, in der sich der Mensch in Gestalt seines physischen Körpers befindet.

In den meisten Fällen weisen dieses Thema und ihre Erklärung darauf hin, dass sich die Struktur des Menschen und seines physischen Körpers in jeder Zelle des physischen Körpers des Menschen fokussieren. Und der Mensch, der sich und die Struktur seines Bewusstseins sorgfältig entwickelt, spiegelt in seinem Bewusstsein die Welt wider, die Welt, die er sieht und versteht. Und diese Welt spiegelt sich wiederum in jeder Zelle seines physischen Körpers wider. Aus diesem Grund bin ich der Meinung, dass das Wichtigste auf meinem Weg der Entwicklung – genauso wie auf dem Weg der Entwicklung aller Menschen – es ist, die Richtung der Bildung, der Entwicklung des Bewusstseins, der Entwicklung der geistigen Fähigkeiten, der Seele und des Geistes zu gehen.

Sobald der Mensch sich selbst gesehen hat, sich und seinen physischen Körper und die Welt, die Gott erschaffen hat, und es verstanden hat, kann der Mensch auch seinen

© И.В. Арепьев, 2009

Weg und seine Aufgabe verstehen. Viele Menschen suchen in ihrem Leben nach ihrer Aufgabe, nach dem Weg, versuchen diesen Weg zu verstehen und diesem zu folgen, gehen in die falsche Richtung, obwohl sie wissen, dass das die falsche Richtung ist, dabei versuchen sie, andere Menschen, ihre Aufgabe, ihren Weg zu verstehen. Viele Menschen sind beleidigt, weil sie weder ihren Weg noch ihre Aufgaben sehen und die Aufgaben anderer Menschen nicht verstehen können. Wenn die Menschen sich selbst sehen und verstehen, andere Menschen und die Welt verstehen, wird ihre Aufgabe der Rettung aller von allen akzeptiert werden. Das wird so sein, weil diese Aufgabe alle Menschen vereint - durch ihr Verständnis, ihre Entwicklung, ihr Leben; dadurch, dass sie sich physisch, intellektuell und geistig entwickeln; dadurch, dass sie die Welt, die Gesellschaft, die Richtung, die Aufgaben entwickeln, die bestimmten schöpferischen Anforderungen der Entwicklung eines Menschen entsprechen, eines jeden Menschen, egal wo er sich befindet.

Danke.   17.07.07

Thema 152 | Die Zelle des Menschen als eine Struktur, die die Welt des Menschen widerspiegelt

Zunächst möchte ich darauf hinweisen, dass dieses Thema keine Wiederholung oder Reflexion des vorherigen ist. Es ist auch kein zweiter Teil, sondern ein Bestandteil des vorherigen Themas und erschließt das Wesentliche, aber aus dem anderen Blickwinkel.

Die *physische Zelle* im Körper des Menschen hat einen Kern, der sowohl Information als auch Energie beinhaltet. Diese Zelle sowie ihr Kern spiegeln die ganze Struktur und die Beziehungen wider, Beziehungen zwischen dem physischen Körper des Menschen und den Ereignissen, die der Mensch durch seinen Verstand und die physischen Handlungen schafft. Das heißt, die Welt um den Menschen herum spiegelt sich im physischen Körper, in den physischen Handlungen und Entscheidungen wider. Entscheidungen, die der Mensch trifft und in die Tat umsetzt. Wie ich schon sagte, im Inneren der informativen Zelle, die sich im Kern der physischen Zelle befindet - in Form von vier Hohlspiegeln – spiegeln sich die Realität des Weges des Menschen sowie die dem Menschen gestellten Aufgaben wider: diesen Weg zu gehen und sein Wissen durch die Erfüllung der Aufgaben zu realisieren.

Es ist also so, dass die ursprüngliche informative Struktur des Menschen in sich sowohl die Aufgaben in Form der Information als auch den klaren und hellen Weg in Form des Aufbaus des physischen Körpers des Menschen trägt.

Die *Menschenseele*, die das ganze Wissen der Welt in sich trägt, ist die Quelle, die den *Lebensraum des Menschen* erschafft. In diesem Raum werden sich die vom Menschen an sich selbst gesellten Aufgaben erfüllt, in diesem Raum wird sich der vom Menschen aufgebaute Weg realisiert. Wenn der Mensch eine Entscheidung trifft, den physischen Körper zu erschaffen, sieht er zunächst Gott und nimmt ihn wahr, genauso wie die von Gott geschaffene Welt. In der Welt Gottes erschließt er seine ursprüngliche Aufgabe: das Leben zu schaffen und im Leben - den physischen Körper. Der Körper des Menschen wird ein Beweis dafür sein, dass Gott und seine Welt existieren, und der Mensch in dieser Welt lebt und seine Aufgaben - die Welt und den Menschen zu erkennen - erfüllt.

Der *physische Körper des Menschen* wird sich in jeder Zelle des physischen Körpers unmittelbar widerspiegeln, da die Struktur der Zelle ursprünglich eine informative Struktur ist, die die Taten Gottes in der Welt widerspiegelt. Der Mensch zeigt sich in dem Weg der informativen Struktur, die sich in jeder physischen Zelle befindet. Dadurch zeigt er den Sinn seiner physischen Handlungen, die auf das Gute und das Verständnis, auf die zwischenmenschlichen Beziehungen, auf die Wahrnehmung der Welt und aller Menschen gerichtet sind. Viele Menschen versuchen es, ihr Leben sowie das Leben anderer Menschen mit einem ganz anderen Sinn zu versehen. Dadurch schaffen sie die Deformationen, die als Vermittler zwischen der informativen und physischen Struktur der Zelle dienen, die sich ihrerseits in demselben physischen Körper des Menschen befinden.

Dadurch wird ein Präzedenzfall oder ein gewisser physischer Raum geschaffen, in dem die von den Menschen geschaffenen Krankheiten entstehen. Ein ähnlicher Vermittler wird mit Hilfe der Menschen in der Umwelt geschaffen und stellt ein wichtiges und notwendiges Verbindungselement, zum Beispiel zwischen dem Staat und dem Menschen, dar.

Die *Aufgabe des Staates* - das würdige Leben des Menschen. Die *Aufgabe des Menschen* - die würdige Entwicklung des Staates.

Wie konnte es geschehen, dass in so einer klaren und einfachen Angelegenheit ein Vermittler entstanden ist, der durch seine Handlungen Deformationen erschaffen hat und den Menschen mit den unheilbaren Krankheiten bestraft hat? Dabei hat er noch geschafft, eine Schlucht zwischen den Menschen und dem Staat zu erzeugen. Mit anderen Worten, damit der Mensch seine Aufgaben im Staat erfüllen kann, muss er durch die vorhandene Schlucht gehen und jede Krankheit besiegen, die er auf seinem Weg treffen

© И.В. Арепьев, 2009

wird. Das alles ist natürlich gut, aber diese *Technologie*, wie auch die oben beschriebene, sieht eine *Voraussetzung* vor - die *Genauigkeit*.

Dann muss man rauskriegen, ob es so eine Aufgabe im Inneren des Menschen gibt, die informativ oder physisch zum Vorschein kommt. Wenn es diese Aufgabe nicht gibt, dann muss man alle Krankheiten besiegen, die der Mensch für sich selbst sowie für andere Menschen schafft und die Frage mit der vorhandenen Schlucht klären. Dadurch soll ein glücklicher Staat für alle geschaffen werden, in dem man auch andere lebenswichtige Probleme lösen kann, und dabei immer weiß, dass es im Inneren des Menschen die wahre Welt Gottes gibt. Deswegen *spiegelt die physische Zelle des Menschen, genauso wie auch der ganze Körper, die Welt wider, die jeder Mensch in seinen Gedanken trägt. Aber nicht jeder bestimmte Gedanke der Menschen spiegelt immer die Welt des Gottes wider, in der der aller wichtigste Gedanke das Leben des Menschen ist.*

Wie kann sich die eigene Welt in der Welt Gottes widerspiegeln, wenn man Gott nicht sieht und nicht wahrnimmt und es gar nicht versucht, die Taten Gottes zu verstehen und zu erschließen. Deswegen hat jede Zelle des Menschen, genauso wie der ganze physische Körper, eine informative Struktur. Diese Struktur trägt in sich die Information über die Ewigkeit und ist definitionsgemäß ewig. Gleichzeitig errichtet sie in Form ihrer physischen Gestalt durch ihr Bewusstsein solche Hindernisse, in denen der Mensch bestimmte Bedingungen für sein Leben schafft, die er aus unverständlichen Gründen für endgültig erklärt, obwohl er weiß, dass das der falsche Weg ist. Wenn der Mensch anfängt zu begreifen, dass der Weg falsch ist, wählt er einen ganz anderen Weg, auf dem es immer Gott und die Welt, und Menschen gibt. In diesem Fall geschieht das alles auf der physischen Ebene, da ausgerechnet der physische Körper und die Zellen keine Veränderungen erleiden, die mit der Zerstörung des physischen Gewebes verbunden sind. Und der Mensch tritt den Weg der Aufgabenlösungen an, den Gott für ihn ursprünglich vorgesehen hat, um jeden Menschen seine Aufgabe – zu leben – erfüllen zu lassen. In so einer Zelle –sowohl einer physischen als auch informativen - werden sich die Welt und der Mensch als Konzept Gottes widerspiegeln.

Danke. 18.07.07

© И.В. Арепьев, 2009

Thema 153 | **Die Welt des Menschen. Teil I**

Um dieses Thema zu erschließen, muss man dieses aus drei Blickwinkeln betrachten: die *Menschenseele,* die *Erde des Menschen* und der *Mensch selbst*. Dieses Thema erschließt das Wesentliche der zwischenmenschlichen Beziehungen, Beziehungen zwischen dem Menschen, seiner Seele und der Erde - der Erde, auf der der Mensch lebt.

Wenn man die Erde informativ betrachtet, kann man sehen, dass sich die Menschen aus ihren persönlichen besonderen Gründen an verschiedenen Orten ansiedeln. Es scheint, eine bestimmte Verbindung im Inneren der Menschen zu geben, und sie lässt den Menschen sagen, dass ihm an diesem Ort gefällt, er fühlt sich hier komfortabel und gesundheitlich geht es ihm auch gut. Es sieht so aus, dass es im Inneren der Erde eine widerspiegelnde Struktur gibt, die mit dem physischen Körper des Menschen, mit der Information, die er in seiner Seele trägt, unmittelbar verbunden ist. Und diese Information, die sich im Inneren des physischen Körpers des Menschen befindet, spiegelt sich in seiner Seele wider als eine Verbindung zu der Wahl des Menschen, durch die der Mensch seinen Weg wählt, seine Aufgabe, seinen Geburtsort, seinen Wohnort, den Ort, in dem er seine Aufgabe realisieren wird und seinen Lebensweg in der Welt aufbauen wird.

Diese Struktur, die sich im Inneren der Erde befindet, ist mit der informativen und physischen Zelle zu vergleichen, die sich im Körper des Menschen befindet - im Kern in Form einer gewissen Hohlspiegel-Struktur. Warum hohl? Weil sie aus einigen Sphären besteht, die sich zu einer bestimmten Sphäre verbinden und sich in dem Bild des Menschen widerspiegeln, sie spiegeln seinen physischen Körper, seine physischen Zellen und deren Verbindungen wider. Genauso die Erde – sie trägt in sich eine gewisse Lichtstruktur, die jeden Menschen widerspiegelt. Durch diese Widerspiegelung wird der informative Lichtstrom verstärkt, auf den die Seele, der physische Körper, aber auch das Bewusstsein des Menschen reagieren. Die Menschen siedeln sich an den Orten an, an denen sie die Produktion, den Staat, die Religion und die Gesellschaft entwickeln. Sie bringen ihre Ideen, ihre Entwicklungsrichtungen, ihre Aufgaben, ihre Lebenswege auf die Oberfläche und bauen bestimmte Beziehungen mit anderen Völkern, mit anderen Staaten, mit anderen Menschen und auch innerhalb der Struktur, die sie schaffen, auf.

Das weist darauf hin, dass der Mensch mit seiner inneren informativen Struktur und mit der inneren informativen Struktur der Erde unmittelbar verbunden ist und sich in diesen widerspiegelt.

© И.В. Арепьев, 2009

Wenn man die Menschenseele betrachtet, kann man sehen, dass diese aus zahlreichen Zellen besteht. Wenn man sich ein Ziel setzt, diese Zellen der Seele zu zählen, kann man sehen, dass es so viele Zellen gibt, wie viele Menschen es im physischen Körper gibt, und nicht nur das – es gibt so viele Zellen in der Menschenseele wie viele Menschen es in der ganzen Welt gibt.

Das weist darauf hin, dass die Einheitlichkeit des Menschen in der Welt sich der Ebenbürtigkeit der Menschen gleicht. Und in der Seele jedes Menschen, in jeder ihrer Zellen, spiegelt sich die Seele jedes Menschen wider, und jeder Mensch trägt in sich die für ihn passende Information - zu dem Menschen, der sich in der Welt der Menschen befindet.

So eine *vereinte Struktur der Erde, des Menschen und der Seele* weist auf einen Weg hin. Durch diesen Weg spiegelt der Mensch, der auf der Erde lebt, in seinem Inneren, im physischen Körper, in der Seele die ganze Struktur wider – sowohl die innere Struktur der Erde als auch der Erdoberfläche. Meistens heißt es, dass alle Veränderungen, die im Inneren des Menschen und in seiner Seele stattfinden - und in diesem Thema werden wir die beiden als eine äquivalente Struktur behandeln – Veränderungen, die auf der Erde und Erdoberfläche, im Inneren der Erde und im Weltraum stattfinden, sich sowohl in der Menschenseele als auch in seinem physischen Körper widerspiegeln werden, und zwar in Form von Veränderungen, die sich wiederum in der Umwelt widerspiegeln werden.

Wenn Naturkatastrophen wie, sagen wir, ein Gleitbruch in den Gebirgen oder eine Überschwemmung geschehen, bedeutet das, zum Beispiel, dass dies sich in Form von Wissen in der Seele des Menschen widerspiegelt. Und dieses Wissen trägt in sich einen emotionalen Aspekt einer solchen Ebene, dass es die Handlungen der Menschen sehr beeinflusst. Wenn, zum Beispiel, ein Erdbeben und ein Bruch der Erdoberfläche geschehen, dann spiegelt sich durch diesen Zusammenhang eine bestimmte Information in der Seele von vielen Menschen wider. Dieselbe Information, die sich wiederum unmittelbar im physischen Körper des Menschen widergespiegelt, und zwar im Knochengewebe, da das Knochengewebe auf die äußeren Ereignisse des Menschen reagiert. Das heißt, dass in diesem Fall man von einem gewissen Traumatismus der Menschen im Bereich des Knochengewebes sprechen kann. Wenn auf der Erde Veränderungen in der Natur geschehen, wie zum Beispiel, verschiedene Niederschläge, Überschwemmungen, Sturme, dann spiegelt sich das alles in den meisten Fällen in der Menschenseele als bestimmtes Wissen wider. Wissen, das sich im physischen Körper des Menschen widerspiegelt: im weichen Gewebe des Menschen, auf der Zellenebene – dort, wo sich wiederum die Organe, die Gefäße des Körpers des Menschen und die Zellen widerspiegeln.

© И.В. Ареньев, 2009

Das alles kann man zu einer einheitlichen Struktur zusammenfassen, in der man ein Wissenskorn nicht nur finden, sondern auch sehen kann: egal ob es die Erde, der Mensch oder seine Seele ist. Und dieses *Wissenskorn* in der Erde, in der Struktur der Erde, in der Struktur der Menschenseele und im physischen Körper des Menschen und in der Welt ist das Licht. Das *Licht desjenigen, der alles erschaffen hat - das Licht Gottes.*

Also gibt es *in der Seele Gottes ein universelles Licht, dessen Wesen die Struktur des Aufbaus jedes beliebigen Objektes ist.* Um ein Objekt aufzubauen, muss innerhalb dieses Lichtes eine Struktur aufgebaut werden, die ständig einen Impuls sendet und widerspiegelt. Sobald dieses Licht einmal geschaffen worden ist, wird es ständig wachsen und immer neue Formen schaffen. Dadurch werden die Welt Gottes, die Seele Gottes, das Wissen Gottes und das Licht Gottes widergespiegelt, und damit auch die Welt Gottes, in der der Mensch lebt.

Der Mensch, der eine Seele hat, deren Licht dem Licht Gottes gleicht, wird immer das Licht erzeugen, das die Information über die Schaffung der ganzen Welt, jedes Menschen und des Weges, der zu Gott führt, trägt. Die einheitliche Struktur des Gottes und des Menschen, wie auch die einheitliche Struktur der Welt, in der der Mensch lebt, in der sich seine Handlungen in der physischen Erscheinungsform der Erde widerspiegeln, ist eine einheitliche Struktur, die in ihrem Inneren das Vorhaben Gottes über das Leben des Menschen widerspiegelt. Das bedeutet, dass die Menschenseele in ihrem Inneren, in ihrem Licht nicht nur das Bild des Menschen, der Erde und der Welt sowie das einheitliche Bild Gottes trägt, sondern auch die Struktur der realen Materie, der Energie und Information. Die Information über den Aufbau des physischen Körpers, über die Schaffung der Erde, der Welt, über die Schaffung aller Lebewesen, die sich um jeden Menschen herum befindet.

Somit spiegelt sich jeder Mensch im Inneren der Erde wider. Und der Kern der Erde spiegelt unmittelbar das Bild der Seele jedes Menschen wider, und im Bild der Menschenseele spiegelt sich jeder in der Welt lebende Mensch wider. Das Innere der Menschenseele spiegelt die ganze Erde, sowie die ganze Welt und ihre eigene physische Zelle wider. Aus den physischen Zellen wird der physische Körper des Menschen aufgebaut, in jeder Zelle dessen sich die Welt Gottes widergespiegelt, die Welt, in der der Mensch lebt. Damit erschließt sich dem Menschen die Welt Gottes und die des Menschen durch seinen physischen Körper - durch das Verständnis und die Erschließung des physischen Körpers Gottes selbst.

Der physische Körper und die physische Zelle Gottes spiegeln die Struktur der ganzen Welt wider. Im Inneren dieser Struktur spiegelt sich die Erde wider. Im Inneren der

Erde spiegelt sich der Mensch wider, der gewisse Ereignisse, die er gemäß seiner Aufgabe die Umwelt betreffend geplant hat, schafft.

Um zum Thema „Die Zelle des Menschen" überzugehen, muss man die einheitliche Struktur der Menschenseele verstanden haben - der Menschenseele, der Erde des Menschen und der Welt des Menschen als eine einheitliche Handlung Gottes.

Danke. 19.07.07

Die Welt des Menschen. Teil II | Thema 154

Um dieses Thema zu erschließen, möchte ich den technologischen Teil erläutern, in dem die Technologie selbst ein Schwerpunkt des Verständnisses des Menschen ist. Im Thema „Die Welt des Menschen, die Erde des Menschen und der Mensch selbst" muss man den Raum, der der Schwerpunkt der Schaffung des Lichtes, der Materie, der physischen Zellen, der informativen Struktur der Erde und überhaupt von allem, was der Mensch schafft, sehen und verstehen können.

Wenn man die Erde betrachtet, kann man sehen, dass es sowohl innen als auch auf der Erdoberfläche eine informative Struktur gibt, die in ihrem mittleren Teil aus dem Erdmittelpunkt die Struktur der Welt ringsumher widerspiegelt - als die Taten und Gedanken dessen, der alles erschaffen hat. Dadurch kommt die Erde zum Vorschein, und auf der Erde - der Mensch mit seinen Aufgaben und Handlungen. Mit anderen Worten, es gibt eine wunderschöne Struktur im Mittelpunkt der Erde, die dazu fähig ist, die ganze Welt ringsum zu begreifen. Sie fokussiert die Welt in einer informativen Struktur der Erde und bringt sie zum Vorschein in der Realität der Außenwelt - auf der Oberfläche. Das Erforschen der Erde vom Menschen betrifft den inneren und äußeren Inhalt dessen, was es in der Erde, rings um sie herum und in der Atmosphäre gibt. Das aufgeführte Beispiel zeigt, dass *die Menschenseele als die Quelle des Lichtes die Realität des Lebens sowohl im ganzen als auch jeden einzelnen Teil widerspiegelt.*

Innerhalb der Seele des Menschen spiegelt sich der Gedanke Gottes über dir Erde, die Realität und den Menschen wider. Wobei der Mensch selbst nicht nur die unmittelbare Quelle des Lichtes darstellt, sondern derjenige ist, der den Gedanken Gottes empfängt und diesen dann in der Umwelt in die Tat umsetzt. Das bedeutet, der Mensch ist *die Quelle des Lichtes, mithilfe deren Gott alles erschafft.* Und *der Mensch selbst, nach dem*

Plan Gottes, schafft den Weg zu Gott, indem er die Realität und die Erde widerspiegelt und dadurch immer was Neues sowohl in der Erde als auch rings um sie herum entdeckt. Das fasziniert den Menschen, lässt ihn das Leben genießen, hilft ihm, sich selbst, andere Menschen und die Welt um ihn herum zu erkennen.

Die Projektion der Erde des Menschen ist die geistige Projektion seiner Seele. Da jeder Mensch so eine starke informative Struktur in seiner Seele hat, ist er an seinen Geburtsort gebunden. Demzufolge hat jeder die informative einheitliche Struktur, welche die Einheitlichkeit der Erde widerspiegelt.

Wenn man sich fragt, wie lange die Erde existiert, bekommt man eine ganz klare Antwort: solange, wie lange der Mensch auf der Erde lebt.

Wenn man sich fragt, wie sich die Erde weiter entwickelt, bekommt man auch eine ganz klare Antwort: die Entwicklung der Erde wird der Entwicklung des Menschen entsprechend verlaufen. Die *Entwicklung der Erde* stellt gleichzeitig die innere und äußere Entwicklung des Menschen dar.

Wenn man sich fragt, was aus der Erde wird, bekommt man auch eine ganz klare Antwort, diese lautet wie folgt: was wird aus dem Menschen, wie entwickelt er sich weiter? Und was wird aus der Welt, die jeder Mensch für sich selbst und andere Menschen erschafft?

Die Welt des Menschen wird immer sowohl mit der Welt der Erde als auch mit dem Frieden auf der Erde im Zusammenhang stehen. Und die Zukunft der Menschen wird immer davon abhängig sein, auf welche Art die Menschen die Welt auf der Erde aufgebaut haben.

Wir fahren fort mir der Erschließung des Themas und dadurch erschließen wir die Richtung „Die Seele des Menschen". Am Anfang dieses Themas haben wir darüber gesprochen, dass die Menschenseele aus Zellen besteht, und dass es so viele Zellen gibt, wie viele Menschen es in der Welt gibt. Das weist darauf hin, dass die Seele eines Menschen von jedem anderen Menschen weiß. Und durch die Anwendung spezieller Technologien ist der Mensch fähig nicht nur die Realität in seinem Inneren und ringsumher zu erschaffen, sondern auch einen beliebigen Raum, jede beliebige Information, jede beliebige Materie zu reproduzieren. Genauso ist der Mensch fähig, einem anderen Menschen zu helfen, seinen physischen Körper bis zu seinem ursprünglichen Zustand zu regenerieren. Damit spiegelt er durch seine Handlungen die Gleichwertigkeit der Persönlichkeit eines anderen Menschen wider.

Somit *schafft die Menschenseele - die aus unzähligen Zellen besteht, aus Zellen aller Menschen in der Welt - einen bestimmten Raum in der Welt, in dem der Mensch Gott*

© И.В. Арепьев, 2009

begegnet. Und wenn wir über das Tor ins Himmelsreich sprechen, das sich im Inneren jedes Menschen befindet, sprechen wir über die Seele von jedem, die in sich Gott und die ganze Welt trägt.

In diesem Raum kann der Mensch alles schaffen, da in diesem Raum jeder Mensch, der auf dem Weg zu Gott ist, selbst ein Gott ist. Ein Gott, der alles schafft. Und die Worte Gottes: *jeder ist Mir gleich, genauso wie Ich jedem gleich bin,* besagen, dass der Mensch, der den Raum der Schaffung betritt, der durch das Tor des Himmelsreichs geht, nimmt durch seine Handlungen die Gestalt dessen an, der alles erschaffen hat, da jeder Mensch ein Mensch ist. Diese Definition ist eine wichtige und die genaueste Definition in der Welt.

Eine *Menschenseele, die so einen Raum in ihrem Inneren hat, ist fähig, materielle und informative Objekte zu schaffen.* Jedes dieser Objekte wird durch die Menschenseele mit Leben erfüllt, das heißt in jedem Objekt gibt es immer den Geist der Seele. Wenn man über den physischen Körper des Menschen und über die Regeneration des Gewebes des Menschen spricht, muss man erwähnen, dass die Regeneration das Vorhandensein der Seele durch den Geist an einem bestimmten Ort darstellt: egal ob es ein Organ, Gewebe, eine Zelle oder die Knochenstruktur ist. Die Fähigkeit des Menschen, seine Seele der Welt gegenüber zu öffnen, das heißt, in seinem Inneren den Raum der Schaffung gesehen zu haben, weist auf die Fähigkeit des Menschen, seinen Geist zu einem passenden Ort zu lenken. In der Zukunft wird so eine Handlung zu einer ausschlaggebenden Handlung für alle Menschen. Die Technologien, die sich derzeit mithilfe technischer Mittel entwickeln, werden radikale Veränderungen in ihrem Wesen und ihrer Struktur erleben, obwohl derzeit diese Worte für viele Menschen unglaublich klingen mögen. An dieser Stelle möchte ich darauf hinweisen, dass man die Zeitstruktur des Menschen näher betrachten muss, die sich sowohl in seinem Inneren als auch drum herum befindet. Um das Gesagte zu erläutern bzw. zu erklären: im alltäglichen Leben betrachte ich die Zeit als ein Element, das ich für die Schaffung eines Ereignisses gebrauche.

Über den physischen Körper des Menschen und über die ganzheitliche Struktur des Körpers sprechend, möchte ich die Reflexion erwähnen, die sowie in den Zellen als auch im ganzen Körper existiert: über die Welt ringsumher und über die Erde, die der Mensch hat, weil er auf ihr lebt.

Wie wird der physische Körper des Menschen geschaffen und aufgebaut? Der *physische Körper des Menschen und jede Zelle werden von der Seele des Menschen geschaffen, die in sich die grundlegende Handlung Gottes trägt.* Jede Zelle ist zu der Seele des Menschen hingewandt, und die Seele selbst ist die Welt ringsumher - die Erde. Die Seele selbst besteht aus unzähligen Zellen, aus den Zellen der Seele jedes Menschen. Dadurch versammelt die Menschenseele das physische Gewebe, genauer gesagt - den Körper, durch Wissen und Schaffung der Welt und der Erde, der Realität und der Seele jedes Menschen. Diese *einheitliche Struktur spiegelt sich in der Zelle des Menschen wider: durch die Welt spiegelt sich die Zelle wider, durch die Erde - der Erdkern, durch das Leben des Menschen - der Raum des Kerns der Zelle des Menschen und der Gedanken Gottes, weil das alles die Welt des Menschen ist.*

Die Welt des Menschen ist einzigartig, die Welt des Menschen ist schön und geheimnisvoll, die Welt des Menschen ist durch den Gedanken und die Taten Gottes immer erschlossen, besonders dann, wenn der Mensch Gott sieht und ihn wahrnimmt, Gott, der alles erschaffen hat.

Danke. 20.07.07

Thema 155 | Die Seele des Menschen

In den vorherigen Themen haben wir darüber gesprochen, dass die von Gott geschaffene Menschenseele eine Struktur in sich trägt. Die Struktur, die sich in der ganzen Welt widerspiegelt. Die Struktur, die aus Zellen besteht, aus Zellen der Seele jedes Menschen. In der Seele des Menschen – in jeder ihrer Zellen – gibt es Wissen über alle Menschen in der Welt. Und wir alle nähern uns dem Tor, hinter dem es Licht gibt, hinter dem es das Leben eines jeden Menschen gibt, einen Anfang und seine Entwicklung gibt. Hinter und vor uns gibt es alle Menschen und ringsum – die, die die Menschen stören. Sobald sich in der Menschenseele die Seele eines jeden Menschen widerspiegelt, entsteht ein Lebensraum, der von Gott für jeden Menschen geschaffen worden ist. Für jeden Menschen, der in der Welt lebt, und in der Welt Gottes leben alle Menschen.

Die Seele jedes Menschen ist das Licht Gottes. Und jeder Mensch ist ein unmittelbarer Träger von Wissen, Licht und Leben Gottes genauso wie vom Menschenleben.

Die Seele jedes Menschen, die nach dem Plan Gottes einen Lebensraum schafft, *schafft auch Leben für alle Menschen. Somit ist die Seele jedes Menschen eine einheitliche Struktur, im Inneren welcher sich die Welt des Menschen widerspiegelt. Die Welt des Menschen spiegelt sich dort wider, wo es Gott gibt.*

Die Seele des Menschen spiegelt alle Ereignisse, die in der Welt und im Leben des Menschen geschehen, *wider.*

© И.В. Арепьев, 2009

Die Seele des Menschen trägt in ihrem Wesen das Wissen Gottes *und spiegelt es durch die Handlungen des Menschen wider, dadurch wird der Mensch zum Mitschöpfer von Gottes Vorhaben.* Aber der Mensch schafft durch sein Verständnis - auf der Grundlage der Idee von Gott – seine Gedanken, seine Wege, seine Handlungen. Und sie alle sind verschieden. Und sie alle haben in der Welt der Menschen eine anfängliche Unterstützung und Verständnis. Oder sie haben es nicht. Und nicht immer ist die Unterstützung von Menschen das Wesen, das Gott ursprünglich geschaffen hat.

Was möchte Gott ursprünglich erschaffen? Die Welt und die Menschen.

Was möchte der Mensch in der Welt der Menschen schaffen – auf der Grundlage der Idee von Gott über das ewige Leben? Seine Macht, die sowohl mit ihrem großen und schweren Tor als auch mit einer hohen Mauer das Reich versperrt hat, in dem es den Menschen gibt. Den Menschen Gottes und den, der mit Gott geht. Und wenn ein Mensch sagt, nachdem er es mit seiner Seele entschieden hat, dass er der Mensch ist, der mit Gott und zu Gott geht, wie sieht er dann in den Augen anderer Menschen aus: wie ein Bösewicht oder wie ein Prophet?

Wenn wie ein Prophet, dann kann es nicht sein, weil das große Tor vor den Menschen geschlossen ist und der Schlüssel versteckt wurde. Und dieser Schlüssel stellt die Macht über den Menschen dar. Wenn wie ein Bösewicht, dann passt es zu allen Gesetzen und Vorschriften der menschlichen Macht, da dieser Bösewicht die Menschen verführt hat, um ihnen die Macht zu nehmen. Und man hat Schreie gehört und wird sie in allen Zeiten hören: er soll gerichtet werden! Aber es gibt nichts, weswegen er gerichtet werden kann. Er soll trotzdem gerichtet werden! Und wenn es nichts gibt, weswegen er gerichtet werden kann, dann muss ein passendes Gesetz her, um einen Unschuldigen zu richten.

Auf diese Weise ist unbemerkbar für die Menschen ein Opfer entstanden, dass als Sünde der Menschen vom Gesetz eingestuft worden war. Aber keine Seele hat das, was gemacht worden ist, und nicht vom Menschen geschaffen worden ist, akzeptiert: das Gesetz, Gesetz, Gesetz.

Also die Seele des Menschen schafft Lichtverbindungen zur Seele jedes anderen Menschen, dabei spiegelt sich die Lichtverbindung als der physische Körper des Menschen in der Welt aller Menschen wider. Und das, was rings um den Menschen existiert, hilft den Menschen. Aber in vielen Fällen bremst es auch. Bremst aus dem Grund, dass es nicht erschaffen wurde, sondern dem Menschen angetan wurde, damit er lange Zeit vor dem Tor steht ohne hinein gehen zu können.

Der Fakt, das der Mensch die Zellen verstehen und besonders auch sehen kann so wie auch die Seele jedes Menschen, erschließt und entwickelt das geistige Sehen aller Men-

© И.В. Арепьев, 2009

schen im Lebensraum, den Gott gleichzeitig mit der Welt des Menschen erschaffen hat.

Ausgerechnet dieses *geistiges Sehen* erschließt das Wissen in der Seele jedes Menschen, dadurch wird die Welt aller Menschen erschlossen, die Welt, in der alle Menschen glücklich leben.

Ausgerechnet dieses *geistiges Sehen* erschließt die Texte, die in den Themen für Entwicklung des Bewusstseins aller und eines jeden aufgeführt sind. Ausgerechnet dieses geistige Sehen wird von denen gejagt, die den Menschen davon abhalten, ein ruhiges und würdiges Leben zu führen, indem sie allen helfen, ihre Lebensaufgaben zu realisieren. Der Lebensraum aller Menschen erlaubt das Leben des Menschen so zu sehen, wie es von Gott für alle und einen jeden erschaffen wurde. Dieser Lebensraum existiert bei jedem Menschen, aber er ist verschieden: manche haben ihn in ihrer Seele und in ihrem physischen Körper, manche – in ihrer Seele und ringsumher, und er spiegelt sich durch die erschaffene Welt aller Menschen wider.

Die Seele des Menschen öffnet die Horizonte der Ereignisse und der Zeit, hinter denen der Mensch selbst steht. Aber in der Regel weiß der Mensch darüber gar nichts. Und jedes Wort – in allen Räumen – ist das Wort der Seele jedes Menschen, das Wort, das den Weg jedes Menschen bestimmt.

Der Weg der Seele ist der Weg des Menschen. Der Weg des Menschen ist sein Weg in der Welt. Der Weg in der Welt ist der Mensch, der zu Gott geht, der in seiner Seele die Entwicklung der Welt aller Menschen trägt.

Es ist nicht leicht, das Thema „Die Seele des Menschen" zu verstehen, man muss es verstehen und sehen können. Es ist auch nicht leicht, die Seele des Menschen zu verstehen, wenn die Seele sich in seinem Inneren befindet. Die *Seele ist die Entdeckung, die Gott selbst für den Menschen erschaffen hat – durch den Mensch selbst.*

Solange der Mensch seinen Weg in der Welt sowie den Weg aller Menschen nicht versteht, wird es wahrscheinlich für ihn schwierig sein, seine eigene Seele zu sehen. Und damit – Gott, der allen Menschen entgegen geht.

Danke. 23.07.07

Thema 156 | Die Seele des Menschen

Dieses Thema ist groß, damit sind sowohl die Größe als auch der Inhalt gemeint, da es nicht vom Menschen kommt, sondern von Gott. Ich, als ein Mensch, möchte mehr

© И.В. Арепьев, 2009

zeigen und erzählen als das, was ich gesehen habe und sehe. Ich möchte die Zukunft sehen, in der es jeden Menschen gibt, jeden Menschen und Gott. Und jeder fragt Gott und bekommt die Antworten, die in seiner Frage bereits enthalten sind. Und jeder trägt die Antwort Gottes in seiner Seele. Während ich versucht habe, dieses Thema zu erschließen, habe ich nicht nur verstanden sondern auch deutlich gesehen, dass die Menschen das ganze von Gott gegebene Wissen nicht auf einmal aufnehmen konnten. Deswegen habe ich das Himmelreich gesehen, dort - eine enge Tür und einen Durchgang. Ich habe gesehen, dass jeder Mensch durch diese Tür gehen konnte und gehen kann. Aber wenn man sich dabei nicht mit dem Göttlichen auffüllt, sondern mit dem Irdischen, dann füllt man sich mit dem auf, was man nicht braucht und was einem nicht gehört.

Ich habe die Seele des Menschen gesehen, ich habe meine Seele gesehen, ich habe einen Raum der Seele gesehen und den Lebensraum aller Menschen. Ich habe gesehen, dass die Seele aus Zellen besteht und in jeder Zelle gab es jeden Menschen. Sobald ich das alles gesehen hatte, habe ich Gott gesehen. Gott, der das ganze Wissen erschließt, das ich weiter vermittele und weiter vermitteln werde. Ich habe alle Taten gesehen, Taten, die vom Geist Gottes und aus der Seele des Menschen kommen. Diese Taten halten sich aber nicht bei jedem auf. Und das Leben des Menschen spiegelt sich in seinen Gedanken, seinen Handlungen und Aktivitäten sowie in seiner Erkenntnis dessen, dass er in seinem Leben nicht etwas tun sondern erschaffen soll, wider. Und so ein Leben lässt nicht nur den Geist Gottes nicht rein, sondern sperrt seinen Geist in seinem Inneren ein. Aber der *Geist Gottes lässt sich nicht von etwas oder von jemandem einsperren.* Und es gibt ihn im menschlichen Körper in Form seiner Seele oder seines Lebens. Der Mensch selbst verwaltet seinen Geist in seinem Körper, seiner Welt und im Leben anderer Menschen. Dadurch tritt er zunächst den Weg, der zu Gott führt, an und danach trifft er den Geist Gottes. Der Geist Gottes erschließt dem Menschen sich selbst, und jeder Mensch in der Welt der Menschen geht mit allen zusammen, stellt sich verschiedene Aufgaben und löst diese und bekommt sogar ein Ergebnis. Aber dabei vergisst der Mensch Gott, vergisst die Seele, den Geist, sich selbst und andere Menschen, ganz zu schweigen von der Welt ringsumher. Vielleicht aus diesem Grund kann der Mensch das, was von Gott kommt, nicht aufnehmen, denn er hat was Wichtiges zu tun: er muss seinen eigenen Kram erledigen. Und er sieht nicht, dass draußen die ganze Welt ist, die Welt, die *Gott erschaffen* hat und *in der andere Gesetze gelten.* Sie unterscheiden sich auch von den Gesetzen in der Welt der Menschen. Unter anderem verdeckt die Unvollkommenheit des Gesetzes die Sicht des Menschen und er sieht eine einfache gewöhnliche Tür nicht, die Tür, die ins Himmelreich führt; er sucht den Ausgang, er sucht immer und überall nur

© И.В. Арепьев, 2009

den Ausweg: aus einer Situation, aus einer Angelegenheit; er sucht eine wichtige Maßnahme, einen wichtigen Posten, wichtige Menschen. Der *Mensch sucht immer einen Ausgang, ohne einen Eingang gefunden zu haben.*

Und der Eingang befindet sich dort, wo jeder Mensch den Lebensraum aller Menschen sehen kann, dort wo er die Seelen aller Menschen sowie ihre Zellen, in denen es alle Menschen gibt, sehen kann. Der Mensch sucht einen passenden Ort aus, er sieht einen Menschen in den Seelen der anderen Menschen, wie auch in seiner eigenen; und dieser Mensch bekommt einen physischen Körper und kommt zu diesem Ort als ein Mensch und eine Persönlichkeit, die den anderen Menschen gleichwürdig ist. Und es wird so sein und derjenige, der alles erschaffen hat, wird es sehen. Und nur mit seinem Segen kann jemand irgendwohin gehen, kann physisch und als eine Persönlichkeit wachsen, und sogar die Haare auf seinem Kopf mit Seinem Segen wachsen werden. Und so wird es sein!

Wenn ein verlorenes Organ oder Gewebe im Körper eines Menschen gewachsen ist, das heißt, Gott hat es erlaubt, und natürlich war auch der Mensch, den es betrifft, einverstanden. Und so wird es sein!

Wenn ein Mensch krank geworden oder zum Beispiel tief gesunken ist, dann geschieht dies mit seinem Einverständnis – so wie er sich sein Leben vorgestellt hat. Er hat sich seine Krankheit vorgestellt, hat sich vorgestellt, dass er krank ist – und ist wirklich krank geworden. Und wenn jemand ihm helfen möchte, soll er wissen, dass seine Genesung nur dann möglich ist, wenn er seinen Geist sich selbst gegenüber öffnet. Dann kann die Hilfe des anderen zum kranken Menschen durchdringen und der Wille Gottes wird sich erfüllen. Und es wird so sein!

Wenn der Mensch einen irdischen Weg wählt – an dem Himmelsweg vorbei – und geht diesen Weg zu seinem Ziel, dann wird es so sein! Wenn dieses Ziel Geld ist, dann wird es so viel Geld geben, dass ein irdischer Mensch dieses Geld nicht aufnehmen und nicht transformieren kann, da er seinen Himmelsweg nicht verstehen kann.

Wenn ein Mensch sich entschieden hat, etwas Großes zu tun, dann wird es so sein! Und der Mensch wird groß sein: in dem was er persönlich nicht erreichen kann und in den Menschen. Aber jeder Mensch unterscheidet sich von anderen Menschen und jeder Mensch trägt das Große zu einem anderen Menschen auf verschiedene Weise; sie sehen unterschiedlich, sie gehen verschiedene Wege, ihre Einstellung ist verschieden und eine passt nicht zu der anderen, und sie können das Große für einen Menschen nicht schaffen. Und so wird es sein!

Wenn der Mensch seine Liebe auf verschiedene Sachen und verschiedene Menschen richtet, und dabei erfüllt er den Plan Gottes ohne Liebe, dann verliert er seine Liebe offensichtlich. Und er wird vieles in seinem Leben haben aber ohne Liebe, die Gott ursprünglich jedem Menschen gegeben hat. Und der Mensch hat sich aus irgendwelchen Gründen entschieden, anders mit dem Thema „Gott" umzugehen, ohne die einfache und aufrichtige Liebe zu Gott verstanden zu haben. Ohne die Liebe zu Gott in seinem Körper, die sich durch seine Handlungen widerspiegelt; durch Handlungen, die den Gedanken über Gott an die erste Stelle stellen. In diesem Gedanken gibt es immer die Liebe des Menschen zu Gott, einen Weg des Menschen, auf dem er alle Menschen, die mit Liebe zu allen, mit offenem Herzen und offener Seele den Weg gehen, sieht. Menschen, in dessen Gedanken es keine bösen Absichten gibt.

Und es wird so sein, da die Seele des Menschen sich durch die innere und äußere Welt widerspiegelt, durch die Welt Gottes und des Menschen!

Danke.   25.07.07

Thema 157 | Die Seele des Menschen

In den vorherigen Themen haben wir nur teilweise den Teil des menschlichen Körpers betrachtet, der sich die Seele nennt. Dabei haben wir versucht, das Gespräch zwischen Gott und jedem Menschen zu sehen und zu hören. Wahrscheinlich denken wir bloß, dass wir viel wissen und dass wir genau wissen, was uns in Zukunft erwartet. In Wirklichkeit erzählt Gott uns allen über sich, erzählt jedem Menschen über seine Zukunft, aber wir sind zu beschäftigt um zu zuhören; beschäftigt mit unseren wichtigen Taten, Entscheidungen, Ereignissen. Wir befassen uns mit anderen Menschen, miteinander. In der Tat befassen wir uns mit den Angelegenheiten anderer Menschen, mit Angelegenheiten, die im Prinzip gar nicht existieren. Aber das Wichtigste dabei ist – und das ist wirklich das Wichtigste – dass uns niemand um Hilfe gebeten hat, da in Wirklichkeit keine Angelegenheit existiert.

Wir würden uns freuen, denjenigen zu sehen, der alles erschaffen hat, aber mal glauben wir nicht, mal sehen wir nicht, mal verbieten wir uns zu sehen oder wir wissen nicht von ihm oder wollen es nicht wissen. Höchstwahrscheinlich brauchen es die meisten nicht. Und aus diesem Grund kommt das, was wir brauchen nicht. Und wenn doch - können die Menschen es nicht erkennen und wissen gar nicht, dass man es erkennen soll.

Die *Seele des Menschen* ist ein großer unendlicher Raum, der Lebensraum aller

© И.В. Арењев, 2009

Menschen und eines jeden Menschen. In diesem für alle zugänglichen Raum schaffen Menschen alles, worüber sie denken können. Manchmal vergessen die Menschen dabei das Erschaffen vom Leben selbst, vergessen denjenigen, der alles erschaffen hat. Wenn Menschen IHN vergessen, vergessen sie sich selbst. Und sie lassen sich mehr und mehr in Spiele mitreißen, deren Regeln vorschreiben, dass man mehr an Bedeutung gewinnen muss: man muss bedeutsamer sein als andere Menschen, bedeutsamer als seine Feinde. Zugleich denken diese Feinde, dass sie bedeutsamer seien, als ihr Feind. Mittlere Feinde bleiben, kleine Feinde werden vertrieben, mit großen Feinden kämpfen die Menschen Hand in Hand.

Und obwohl viel Zeit vergangen ist, hat sich nichts verändert. So wie der Mensch einem anderen Menschen böse war, so ist er es immer noch; so wie der Mensch seine Bedeutsamkeit in den Angelegenheiten, in denen er nichts versteht, einem anderen zeigte, so zeigt er es immer noch. So wie der Mensch seine Aggressionen zeigte, so zeigt er sie immer noch; so wie viele sich auf dem Thron sehen wollten, so wollen sie es immer noch.

Wenn man dieses Thema liest, wird man sich fragen: wie kann es sein, dass dieses Thema „Die Seele des Menschen" heißt? Die Seele selbst erschafft einen großen Raum, den Lebensraum aller Menschen, aber im Leben wird so gekämpft, dass man an das Leben gar nicht denken kann. Deswegen wird in vielen Themen der Text in zwei Teile geteilt oder man erkennt im einheitlichen Thema zwei Teile.

Die Seele des Menschen bildet den Lebensraum aller Menschen. Die Seele des Menschen besteht aus so vielen Zellen, wie viele Menschen es in der Welt gibt. Um einen Menschen sehen zu können oder einem Menschen helfen zu können, muss man seine eigene Seele oder die Seele eines anderen Menschen sehen können? Wahrscheinlich ja: wahrscheinlich muss man seine Seele sehen und in der Seele – so viele Zellen, wie viele Menschen es in der Welt gibt. Und in jedem Menschen muss man Leben sehen können. Ich fahre noch nicht fort, sondern liste die Eckdaten dieses Themas auf.

Und um einen anderen Menschen in der eigenen Seele sehen zu können, was muss man in jeder Zelle sehen können? Viele sagen – sich selbst. Und ich denke, sie haben Recht.

Und um sich selbst sehen zu können, was muss man in sich, in der eigenen Seele sehen können? Ich denke, seinen Geist.

Und was muss man in seinem Geist sehen können? Den Geist anderer Menschen.

Wie kann man den Geist sehen, den Geist der die Handlung der Seele, die Handlung des Menschen und die Handlung von Gott ist? Lassen Sie uns in einer der Zellen – im dem Seelenraum – das Leben des Menschen und den Raum des Geistes näher betrachten. Im Raum der Seele, da worauf sich der Blick des Menschen richtet, ist der Raum des Geistes. Der Blick des Menschen ist auf verschiedene Dinge gerichtet, aber sein Geist ist überall anwesend. Man soll versuchen, sich in seinen Gedanken den Geist als ein blanko Papierblatt vorzustellen, auf dem die Menschen die Geschichte ihres Lebens niederschreiben. Wir nehmen dieses Blatt Papier im Raum der Seele, halten es hoch und verbinden die zwei parallelen Seiten miteinander, und bekommen eine geometrische Form – einen Zylinder, der sich in unserem Inneren, in unserer Seele befindet. Sein oberer Teil richtet sich auf den Himmel, sein unterer Teil – auf die Erde. Der obere Teil hat eine Kreisform und ähnelt der Erde, und ist das Bewusstsein des Menschen. Der zweite Teil hat ebenso die Kreisform und ähnelt der Sonne oder dem Geist des Menschen. Und das Blatt selbst hat zwei Seiten und ist aufrecht wie die Seele selbst. Es hat auch eine innere Seite, die eine Füllung und einen äußeren Teil – als die Reflexion der inneren Seite - hat. Die Sonne beleuchtet die Erde, da die Erde für ihre Entwicklung Licht braucht und dieses Licht hat die Sonne; dieses Licht geht durch das Wesen dessen durch, was sich im Inneren dieses Blattes Papier oder im Inneren des Lebensraums des Menschen befindet. Der Zylinder befindet sich in der Seele jedes Menschen, in seinem physischen Körper. Und das, was Gott jedem gegeben hat, befindet sich in der Seele jedes Menschen. Und jeder Mensch gibt dem, was sich in seinem Inneren befindet und was, seiner Meinung nach, er in seinem Leben braucht, so viel Licht, wie viel er für notwendig hält. Dadurch wird das Innere zum Äußeren und spiegelt sich in den Handlungen des Menschen sowie aller Menschen wider. So suchen sich einige Menschen ein Wort aus und es begleitet sie ihr ganzes Leben lang und mit diesem Wort besiegen sie alle.

Wenn man den inneren Lichtzylinder näher betrachtet, kann man eine bestimmte Regelmäßigkeit dessen, was der Mensch im Leben erschafft, feststellen. Dadurch erschafft der Mensch in seinem Inneren das, was ihn im Außenraum umgibt. Jeder Mensch realisiert sich durch seinen inneren Inhalt, in dem sich jede Zelle befindet und in der Zelle - das Leben jedes Menschen. Man kann sogar darüber sprechen, dass der innere Teil des Zylinders wie zahlreiche Zellen aussieht, die sich zum Lebensraum des Menschen verbinden. Und durch diesen Raum erschafft der Mensch in seinem inneren sowie äußeren Raum sein Leben, seine Ereignisse, Beziehungen zu anderen Menschen und hilft anderen Menschen. Wenn dies in einem Außenraum nicht geschieht, heißt das, dass etwas schief läuft. An dieser Stelle möchte ich erwähnen, dass wir nur ein Blatt als Zylinder betrachten, nur einen Menschen in dem endlosen und großen Buch des Lebens Gottes. Also wenn der Mensch etwas in seinem Leben aus verschiedenen Gründen nicht ak-

© И.В. Арепьев, 2009

zeptiert, sperrt er in seinem Inneren von der Außenseite die Zellen des Zylinders ab, die sich an der Innenseite des Zylinders befinden und in sich die ganze Information über den Lebensraum des Menschen tragen, über alles und alle in der Welt. Sobald der Mensch auf vieles, was er im Leben braucht, verzichtet, kann er vieles nicht erschaffen, nicht sehen und möchte es gar nicht. Der Mensch sperrt durch seine Handlungen die äußeren Zellen an der Außenseite seines Körpers ab. Sobald sich so viele abgesperrten Zellen gebildet haben, dass es dafür reicht, dass sie die äußere Realität widerspiegeln können, spiegelt sich vieles in diesen Zellen wider: verschiedene Krankheiten, die sich – was für den Menschen sehr wichtig ist - im Körper des Menschen reflektieren. Der Mensch versucht über sein Leben nachzudenken und fängt an, seinen Körper zu heilen, dabei sieht er nicht, was in seiner Umgebung geschieht und was weiter geschehen wird.

Die Folgen sind offensichtlich: man darf in seinem Leben nicht darauf verzichten, was Gott jedem gegeben hat, man darf nicht über das Wertlose sprechen, da alles, was Gott jedem gegeben hat - wie es sich rausgestellt hat - im Leben eines Menschen unentbehrlich ist, und in vielen Fällen – das Wichtigste.

Deswegen ist das ein Thema, aber es sieht so aus, als ob es aus zwei Teilen besteht. Vielleicht ist derjenige, der auf den ersten Teil verzichtet, in seinem Leben genau damit beschäftigt und deswegen ist er für ihn uninteressant. Vielleicht hat jemand den zweiten Teil nicht verstanden, da bei ihm in diesem Bereich, zum Beispiel gesundheitlich, alles gut läuft, weil er noch jung ist. Aber vielleicht gibt es viele Menschen, die dieses Thema ganz akzeptiert haben: sie sind jung, gesund, erfolgreich und sind bereit nicht nur sich selbst sondern auch anderen Menschen zu helfen. Offensichtlich geschieht es durch den Willen dessen, der alles erschaffen hat. Offensichtlich geschieht es durch den Willen jedes Menschen, der es verstanden und akzeptiert und anderen Menschen geholfen hat.

Danke. 31.07.07

Die Seele des Menschen | Thema 158

Um dieses Thema zu erklären – nicht um fortzusetzen – möchte ich über die Seele des Menschen, über die Seele der ganzen Welt sprechen, bezogen auf solche Themen wie der Geist und das Bewusstsein.

Wenn man den Geist des Menschen, den Geist der Welt näher betrachtet und sich das

Ziel setzt, diesen zu erkennen, dann wird es höchstwahrscheinlich so sein, dass jeder Mensch in der Welt alle Menschenseelen sehen wird, im Inneren deren der Geist ist. Der Geist des Menschen ist das, was wir in unserem Leben sehen, gesehen haben und erst sehen werden und er spiegelt all das in der Seele wider. Der Geist des Menschen ist die unmittelbare Handlung, die Gott in der Welt für alle Menschen erschaffen hat. Das Bewusstsein ist das Materielle, in dem wir alle sowie jeder einzelne Mensch uns befinden. Das Bewusstsein ist das alles, was sich ringsumher und in unserem Inneren befindet.

Alles, was ich oben beschrieben habe, ist eine Art, die Seele des Menschen zu erkennen. Die andere Art stellt denselben Weg, dasselbe Wissen dar, aber aus einem anderen Blickwinkel: andere Sinnerfassung, andere Sichtweise, anderer Sinn. In dieser Art steht das Bewusstsein des Menschen aus irgendwelchen Gründen an erster Stelle und ist der Schwerpunkt und Orientierungspunkt der Lebenserkenntnisse. Im Prinzip ist es ein richtiger Weg, aber wie oben erwähnt, soll die Seele an der ersten Stelle stehen, die Seele, die in sich den Geist, in dem sich das Bewusstsein des Menschen befindet, trägt. Aber das Leben ist materiell, und das freut im Prinzip alle. Wenn man bewusst die Welt und den Menschen erforscht, dann in den meisten Fällen, genauer gesagt – immer, können die Menschen definitionsgemäß ihrem Geist sowie dem Geist jedes Menschen begegnen. Wenn Menschen sehen können, wie sich der Geist widerspiegelt, können sie ihre eigene Seele sowie die Seele anderer Menschen sehen. Und in der Seele können sie Gott sehen, Gott, der die Welt und alle Menschen erschaffen hat.

Wenn man seine Rolle in der Welt und im Leben sowie die Rolle anderer Menschen und der ganzen Menschheit verstehen möchte, sollte man wissen und erkennen können, dass die Seele jedes Menschen die Grundlage der Welt Gottes und aller Menschen ist. Die Grundlage, in der der Mensch selbst sich durch den Geist, der fähig ist, das Bewusstsein zu erschaffen, widerspiegelt. Und das Bewusstsein wiederum ist fähig, jede Materie zu erschaffen und widerzuspiegeln.

Somit ist die Seele des Menschen das, was und wer der Mensch ist. Um die Seele des Menschen oder den Menschern selbst als eine Reflexion seiner Seele sehen zu können, muss man die Welt aller Menschen und jedes einzelnen Menschen sehen können. Und was ist die Welt aller Menschen und eines jeden Menschen? Die *Welt ist die Seele jedes einzelnen und aller.* Und um die Welt jedes Menschen sehen zu können, muss man seine Seele sehen können. Und um seine Seele sehen zu können, muss man die Welt aller Menschen sehen können. Also, wie kann man die Welt, in der alle Menschen leben, sehen? Man muss die Seele jedes einzelnen Menschen sehen können; die Seele, in deren Zelle sich jeder Mensch widerspiegelt. Und alle Menschen spiegeln sich in der großen

© И.В. Арепьев, 2009

Welt des Lebens aller Menschen wider. In dieser Welt kann der Mensch jeden Menschen als sich selbst und sich selbst als einen anderen Menschen sehen.

Wenn sich in die Welt der Menschen Unverständnis und Deformation, Leid und Trauer, Unterdrückung, Erniedrigung und Zerstörung eingeschlichen haben, heißt es, dass die Welt der Menschen den falschen Weg geht – in die Gegenrichtung des Weges der Welt Gottes, in der Gott das Leben jedes Menschen erschaffen hat. Wenn sich in die Welt der Menschen Krankheiten eingeschlichen haben, und die Menschen krank sind, heißt das, dass die Menschen die Welt Gottes nicht verstehen. Und wenn es Zerstörung gibt, bedeutet das, dass die Welt der Menschen denjenigen, der alles erschaffen hat, nicht akzeptiert. Wenn es Unterdrückung der Persönlichkeit des Menschen gibt, die durch Gerüchte, Mutmaßung, die Situation und Ereignisse im Leben einiger Menschen, die in sich nur Leere tragen, verstärkt werden, bedeutet das, dass es ein legitimes System der vorgegebenen Zerstörung der Persönlichkeit gibt, das als eine Grundlage der Bewusstseinsteuerung in der Welt der Menschen dient. Das Bewusstsein erschafft für den Menschen die Materie und bestimmt seine Entwicklungsrichtung und zwar nicht nur eines Menschen, sondern des Landes, der Länder und der ganzen Menschheit. Die Menschen, die immer den Weg wählen, der zu Zerstörungen oder zu Veränderung der Entwicklungsrichtung des Bewusstseins des Menschen sowie der Menschheit führt, spielen ein merkwürdiges Spiel, das sich „der Krieg" nennt. Es gibt tausende Anlässe, um dieses Spiel zu spielen, aber keiner von diesen Anlässen und zu keiner Zeit konnte und kann einen Menschen rechfertigen, keiner von diesen Anlässen hat einen Weg in der Entwicklung der Welt und des Lebens aller Menschen gezeigt.

Die Seele des Menschen ist so groß, wie groß ihr Schöpfer ist. Der Schöpfer hat in der Seele das Leben jedes Menschen erschaffen. Und mit dem Leben jedes Menschen hat ER die Welt aller Menschen erschaffen. Die Welt, deren Grundlage die Seele des Menschen bildet. Und die Welt aller Menschen bildet die Grundlage der Seele. Die Welt aller Menschen ist eine Reflexion der Seele jedes Menschen.

Danke.   02.08.07

Um das Thema in den anderen Abschnitten fortzuführen, werde ich den Geist und das Bewusstsein des Menschen als eine Struktur definieren und erschließen. Als Strukturen, die Materie bilden. Unter Materie versteht sich der physische Körper des Menschen genauso wie alles ringsumher und in seinem Inneren – als unmittelbare Handlung der Seele in der Welt, der Seele, die Gott erschaffen hat.

Die Seele des Menschen | Thema 159

Wenn der Mensch weiß, dann besitzt er Wissen.

Wenn der Mensch nicht weiß, dann besitzt er kein Wissen.

Die Aufgabe der Menschen ist es, das Leben, die Welt und sich selbst zu kennen. Dann werden die Menschen das Wissen besitzen von dem, der alles erschaffen hat. Die Menschen, die sich nicht die Mühe geben, Wissen zu besitzen, können nicht sehen und nicht wissen, und wahrscheinlich können sie nicht verstehen, dass es ein ewiges Leben, eine ewige Welt, Gott, der ewig erschafft und den ewig lebenden Menschen gibt. Das alles wird als ein gewisser Mythos des Lebens gesehen, aber in diesem Mythos leben in Wirklichkeit alle Menschen. Die Menschen entwickeln diesen Mythos in ihrem Leben, dabei lachen sie sich selbst oder andere aus. Es macht Spaß, jemanden, den du nicht kennst und nie gesehen hast, auszulachen. Ich spreche von keinen Lastern – ich bin auch ein Mensch wie alle anderen. Ich spreche von der Wirklichkeit, die jeder Mensch sehen kann und sieht. Und die Wirklichkeit sieht so aus, dass die Seele jedes Menschen das Haus Gottes ist. Jeder von uns kommt zum Haus Gottes – das Haus jedes Menschen, kommt durch sein Bewusstsein und sein Geist klopft an die Tür. Und jeder ist jetzt um eine Stufe zu der Tür des Hauses Gottes näher, die Tür, die sich die offene Welt aller Menschen nennt.

Was bringt der Mensch ins Haus Gottes, welches die Seele jedes Menschen ist, das Haus Gottes, das die ganze Welt der zwischenmenschlichen Beziehungen durch den Geist entwickelt und diese dann durch das Bewusstsein öffnet? Was ist das wertvollste in den zwischenmenschlichen Beziehungen, in den Beziehungen des Menschen mit sich selbst, mit anderen Menschen? Vielleicht ist es Aufrichtigkeit, vielleicht – Ehrlichkeit: der Mensch soll doch ehrlich mit sich selbst, mit anderen sein, ehrlich in den Beziehungen und Ereignissen, die in seinem Leben jeden Tag geschehen. Aber vielleicht ist es Bescheidenheit? Und diese Bescheidenheit führt ihn zu der sehnlichen Tür, an der sein Geist klopfen wird, an der dem Menschen alle seine Taten bewusst werden. Und der Mensch wird darauf warten, dass die Tür sich öffnet und er rein gebeten wird. Und wenn er reinkommt, was soll er machen? Zuhören? Zuhören, was ihm gesagt wird, oder über sich erzählen?

Was kann jeder von uns im Haus Gottes – im Haus jedes Menschen – erzählen? Worüber spricht der Mensch und an wen wendet er sich jeden Tag in seiner Seele?

© И.В. Арепьев, 2009

Worum bittet jeder von uns? Und hört jeder die Antwort auf seine Frage? Und wenn der Mensch die Antwort in seiner Seele hört, wie nimmt er sie wahr: als ob sie von ihm kommt oder von jemand anderem?

Was ist das Wichtigste für jeden Menschen, wenn die Seele die Welt ist? Die Seele ist der Mensch. Die Seele ist von Gott erschaffen, deswegen bringen die Seele des Menschen, das Wissen der Seele, das Wissen aller Menschen in der ganzen Welt und im Menschen selbst jeden Menschen näher zu Gott. Und dann hört Gott als der erste den Menschen und redet mit ihm. Aber mit wem spricht jeder von uns, mit wem sprechen wir alle am meisten im Leben? Was ist das wichtigste im Leben für uns alle? Was bringt uns oder was erschließt ein neuer Tag? Und wer öffnet uns allen die Haustür als der erste, jedem von uns und jeder Seele?

Gott öffnet durch seine Liebe die Haustür, öffnet unsere Seelen. Seine Liebe erscheint uns als die schöne und große Welt, in der wir leben. Seine Liebe erscheint uns als unsere Seele und unser Körper: unsere Seele, die das ganze Wissen in sich trägt; unsere Seele, die jedem von uns seinen richtigen Weg der Lebensentwicklung zeigt; unser Körper, der uns freut, den wir entwickeln, der uns hilft, den geplanten Weg zu gehen, den Weg, den unsere Seele bestimmt hat; der Körper, in dem unser Geist lebt und Verhandlungen über unsere Entwicklung führt. Und wir akzeptieren unseren Geist wie einen Geist Gottes und dadurch bleiben wir gesund. Wenn wir aber die Entwicklung unseres Bewusstseins nicht akzeptieren, wenn wir in Widerspruch mit unserem Geist stehen und dabei noch unsere Seele vergessen und immer alles verleugnen, werden wir uns selbst so unerträglich, dass wir krank werden. In diesem Fall gibt es ein einfaches Genesungsrezept. Dieses Rezept gab es schon immer und es bleibt immer unverändert. Man muss die Liebe Gottes annehmen und damit auch seine Liebe zu jedem einzelnen und zu allen. Und die Seele des Menschen, sein Geist und sein Bewusstsein öffnen sich durch das Wissen jedem Menschen gegenüber, jedem Menschen, der die Welt Gottes und des Menschen ergründet, jedem Menschen, der auf der Treppe des unendlichen Hauses Gottes steht, des Hauses jedes Menschen.

Um mit dem Thema fortzufahren, möchte ich erwähnen, dass das fünfte Buch „Die Erschaffungstechnologien – das Haus des Menschen" heißt und dem Erschließen der Substanz vom Wissen über die Seele des Menschen sowie seinem Haus gewidmet ist. Und in diesem Kapitel schließt das Thema „Die Seele des Menschen" das zweite Kapitel ab und gleichzeitig öffnet sich das dritte Kapitel, in dem sich die Reihenfolge der Themen dem Erschließen vom Wissen über die Seele jedes Menschen anpassen wird.

Danke.   04.09.07

© И.В. Арепьев, 2009

KAPITEL XVIII

Die Seele des Menschen. Der Geist und das Bewusstsein | Thema 160

Das Thema „Die Seele des Menschen erschließend, erschließen wir in unserer Seele den Geist und das Bewusstsein des Menschen.

Die Handlung der Seele jedes Menschen ist die Widerspiegelung des Geistes und somit – die Widerspiegelung des Bewusstseins des Menschen als die Projektion der inneren Welt, des physischen Körpers, der Außenwelt und der Umwelt.

Was ist die Seele des Menschen? Was ist die Welt um den Menschen herum und die innere Welt des Menschen? Was ist der Geist und das Bewusstsein des Menschen?

Die Seele ist die Welt, in der jeder Mensch lebt und seiner Aufgabe entsprechend seinen Geist entwickelt und seine Handlungen in der Welt realisiert. Durch die Realisierung seines Lebens, seiner Aufgabe und dessen, was Gott jeder Seele gegeben hat, erschafft der Mensch die Welt.

Und dennoch: was ist die Seele, der Geist und der Verstand des Menschen? Offensichtlich ist die Seele alles und die ganze Welt. Dann stellt der Geist der Seele die Entwicklung des Wissens und des Lichts, die es in der Seele jedes Menschen gibt, dar. Die Erkenntnis des Menschen fixiert die für den Menschen notwendigen Informationen und Objekte sowie die vom Menschen bestimmte Realität – aus der Sicht des Verstehens und des Aufbaus der harmonischen Welt aller Menschen.

Die Seele ist die Welt, somit ist die Handlung der Seele in der Welt der Geist, das heißt, die Realität der Welt.

Der Geist stellt die ganze Seele dar, indem er das ganze für den Menschen notwendige Wissen widerspiegelt.

Das Bewusstsein des Menschen spiegelt ebenso die Realität wider – die Realität des menschlichen Geistes – um die Realität seiner persönlichen Ereignisse zu sehen. Der Ereignisse, die es in der Seele des Menschen gibt, die sich durch den menschlichen Geist widerspiegeln und die der Mensch mit seinem Verstand begreift, reflektiert und realisiert.

Wenn man versucht, die Welt mit den Augen eines Menschen zu sehen, wird man eine gegenüber der Welt offene Seele des Menschen sehen. Diese Seele sieht wie eine weiße Leinwand aus, auf der die Vorstellung des Geistes des Menschen nach dem Plan Gottes läuft. In dieser Vorstellung tritt der Mensch manchmal als Zuschauer, manchmal als Regisseur auf und projiziert auf die Leinwand einen gewissen Film seines Bewusst-

© И.В. Арепьев, 2009

seins aus seinem oder anderer Menschen Leben und dessen Ereignisse. In diesem Zusammenhang möchte ich einige praktische Beispiele aufführen und gleichzeitig ein paar praktische Antworten auf die Fragen verschiedener Menschen geben - Fragen, die gestellt worden sind und gestellt werden. Der Mensch, der den Weg geistiger Entwicklung geht, stellt sich und anderen Menschen eine der wichtigsten Aufgaben – die Erkennung der Welt, und in der Welt gibt es die Seele des Menschen, und die Seele des Menschen ist die Welt. Und die Entwicklung des Geistes, und die Erweiterung des Bewusstseins bis zu den Horizonten der Erkennung und Erweiterung der Welt und aller Menschen.

Dann wird die praktische Handlung des Menschen in der Hilfe für die Menschen eine genaue und konstante Wahrnehmung des Geistes des Menschen und der Welt darstellen. Dabei wird jedes Objekt und jedes Element des Aufbaus des Bewusstseins zugänglich. Mit anderen Worten versuchen viele bei der Regeneration des Gewebes ein Ergebnis zu bekommen, indem sie sich auf ihr eigenes Verfahren konzentrieren. Dieses liegt offenbar darin, dass sie sich gedanklich auf dem physischen Körper oder dem Raum des Menschen konzentrieren, um das entsprechende Objekt – das Gewebe, die Zellen oder die Organe – sehen zu können.

Der Sinn der Sache ist offensichtlich einfach und liegt darin, dass der Mensch auf der geistigen Ebene den Geist der ganzen Welt und aller Menschen wie auf einer Leinwand sieht, nimmt ihn wahr und akzeptiert ihn und dadurch kann er das entsprechende Objekt sehen, egal ob es eine Zelle oder ein Organ ist. Dabei ist die Leinwand das Bewusstsein des Menschen sowie die Realität der physischen Welt. Die Entwicklung und Wahrnehmung des Geistes des Menschen fördert die Geschwindigkeit und Realität des Bewusstseins. Dadurch empfängt und fokussiert das Bewusstsein das Objekt der Information und Materie, das den Geist des Menschen widerspiegelt. Und den Geist der Welt.

Was kann der Geist des Menschen widerspiegeln? Der Geist des Menschen kann alles widerspiegeln: die Welt, den Menschen, die Materie, die Information und all das, was der Mensch machen möchte – nämlich, dem anderen Menschen helfen. Das alles hat schon immer existiert und existiert auch jetzt. Um das Gewebe im Körper des Menschen zu erschaffen, muss man seinen eigenen Geist sehen können und den Geist des betroffenen Menschen. Man muss den Geist des Menschen als eine Leinwand sehen können, auf der zu sehen ist, wie das Gewebe erschaffen wird und wächst und sich in der Materie, die im Körper des Menschen erschaffen werden soll, widerspiegelt.

Die Handlung des Menschen, der bewusst in den Raum seines oder anderer Menschen Geistes eindringt, trifft Hindernisse auf ihrem Weg. Es sind keine richtigen Hin-

© И.В. Арепьев, 2009

dernisse, sondern eher fixierte Objekte, die vom Geist erschaffen worden sind. Der Geist hilft diesen Objekten, eine bestimmte Form beizubehalten, um dem Menschen zu helfen, weil es eine Handlung der Seele ist, die Hilfe als ihr Ziel hat. Somit liegt der Unterschied zwischen den beiden bedingt im Folgenden:

Der Raum des Bewusstseins des Menschen ist eine neu erbaute schöne Stadt. *Der Raum des Geistes* ist ein leeres Feld. Der Mensch, der vorhat, auf dem leeren Feld etwas zu bauen und allen sagt: „Ich werde hier eine Stadt bauen", aber sich in Wirklichkeit bereits im Raum der Stadt befindet, kann offensichtlich in dieser Stadt auf Unbequemlichkeiten sowie echtes Unverständnis anderer Menschen stoßen. Der Mensch, der ins leere Feld geht und dem Geist folgt, fängt an zu schaffen, baut eine schöne helle Stadt und findet viele Freunde, und sie werden einander helfen, eine gemeinsame Sache zu entwickeln und ihren Geist zu öffnen, ihr Bewusstsein zu erschließen – allen Menschen gegenüber, allen Menschen und der Welt.

Danke. 06.09.07

Die Seele des Menschen. Der Geist und das Bewusstsein | Thema 161

Dieses Thema erschließend, können wir mit Sicherheit sagen, dass die Seele des Menschen die Welt ist - die ganze Welt - und die ganze Welt die Seele ist. Was ergibt sich nun daraus: dass der Mensch in sich die Welt trägt, die Welt, die er jeden Tag um sich herum sieht? Die Welt im Inneren des Menschen ist die Welt jedes Menschen. Und die Welt um den Menschen herum ist die Welt eines Menschen oder aller? Offensichtlich ist die Welt um jeden Menschen herum die Welt aller Menschen, weil die Welt des Menschen, die Welt aller Menschen durch die Seele jedes Menschen zu einer einheitlichen Welt verbunden ist. Nachdem wir einen kurzen Weg gegangen sind, haben wir uns der Welt aller Menschen genähert, der Welt, in der jeder Mensch lebt. Jeder Mensch lebt in der Außenwelt, lebt in seinem Inneren, in der Welt seiner Seele, in der Seele, die die Welt ist, in der alle Menschen leben und ihr Leben weiter entwickeln und dadurch spiegeln sie die Ereignisse im Leben wider und somit – in der Welt aller Menschen.

Wie oben bereits erwähnt, fixiert das Bewusstsein des Menschen, spiegelt wider und verkörpert durch die Handlung des Geistes all das, was jeder Mensch um sich herum

© И.В. Арепьев, 2009

sieht. Das Bewusstsein des Menschen erschließt im realen Leben die Handlung des Geistes jedes Menschen genauso wie die Aufgaben des Aufbaus der Welt aller Menschen - des Aufbaus auf eine würdige Art und Weise - der Welt, in der das eigentliche Bild des Menschen die Struktur der Verbindung, des Aufbaus und des Erkennens der Welt ist. Mit anderen Worten, schafft die Seele jedes Menschen so einen Raum, in dem jeder Mensch lebt, erschafft und sich weiter entwickelt. In diesem Raum versucht der Mensch, die Welt seiner Seele zu erschließen, die Welt, in der er – wie auch die anderen Menschen – sich selbst als einen glücklichen und erfolgreichen Menschen sehen möchte.

In so einer Welt werden die Beziehungen zwischen den Menschen auf der Grundlage des gegenseitigen Verständnisses, der Güte und der Hilfe für alle Menschen aufgebaut. In so einer Welt steht die Entwicklung des Menschen an erster Stelle, da der Mensch selbst sich dort befindet, wo sich die Welt entwickelt. Die Welt und der Mensch sind eins, so wie die Seele des Menschen, sein Geist und Gott eins sind; so wie die Seele des Menschen durch die Entwicklung seines Geistes mit dem Bewusstsein des Menschen sowie dem Bewusstsein aller Menschen in der Welt eins sind. Wenn man einen Beweis dafür haben möchte, kann man jeden Menschen fragen, ob er in Frieden leben möchte. Die Antwort wird offensichtlich sein: natürlich ja. Jeder Mensch möchte in Frieden leben, da die Welt und der Mensch eins sind und die Entwicklung der Welt unmittelbar von der Entwicklung des Menschen abhängt, und die Entwicklung des Menschen unmittelbar von der Entwicklung der Welt abhängt.

Jeder Mensch schafft durch seine Handlungen ein Allgemeinbild der Welt. Die ganze Welt spiegelt sich in jedem Menschen wider sowie in dem Weg der Entwicklung der Menschheit. Die Seele stellt die Grundlage für die eigene Wahl des Menschen, die jeder Mensch in seinem Leben macht, dar.

Der Geist spiegelt den Weg der Seele jedes Menschen wider. Die *Aufgabe des Geistes* ist es, das Bewusstsein des Menschen als das Bewusstsein und den physischen Körper des Menschen widerzuspiegeln. Das Bewusstsein als eine einheitliche Struktur widerzuspiegeln, die Struktur, in der der Mensch fähig wäre, nicht nur sich selbst, sondern auch andere Menschen zu sehen; die Struktur, in der der Mensch fähig wäre, die Welt und die Ereignisse in seinem Leben zu sehen; die Struktur, in der der Mensch fähig wäre, seine Handlungen zu bewerten, seine Seele zu sehen, zu verstehen und weiter zu entwickeln, und das Wichtigste – Gott zu sehen und zu verstehen und zu Gott zu gehen, zu Gott, der die Welt und die Seele des Menschen erschaffen hat.

Die *Seele des Menschen* beherrscht das Wissen über die Erschaffung und Wahrnehmung der Welt eines jeden und aller. Die Seele stellt die gleiche Aufgabe ihrem Geist,

© И.В. Арепьев, 2009

dem Geist, den sie selbst erschafft. In der *Entwicklung der Aufgaben der Seele* und in der Projektion des Wissens der Seele über die Schaffung des Bewusstseins spiegelt der Geist eine Persönlichkeit wie auch den Menschen selbst wider, indem er den physischen Körper des Menschen widerspiegelt. Der Mensch ist fähig, Entscheidungen alleine zu treffen, Aufgaben zu stellen und in diesen Aufgaben sich selbst und andere Menschen zu sehen; Menschen, die ein positives Ergebnis aus der Erschaffung und Widerspiegelung des Lebens als das Erkennen der Welt, die Gott erschaffen hat, bekommen.

Das Leben läuft und mit dem Leben läuft auch der Mensch
und das, was der Mensch erkennt und erschafft.
Der Mensch erschafft das Ewige, das er durch Mechanismen belebt.
Tag und Nacht vergehen und der Mensch erschafft. Und der Leitsatz:
„Wir werden ewig leben!" übergibt er von einer Generation zur nächsten.

Er wird als eine verwischte Tischdecke zu den Händen deren übergeben,
die erst auf die Welt gekommen sind, sie werden wachsen und freuen sich auf alle:
sie erkennen die Welt und ihnen gefällt alles,
sie möchten alles verstehen, alles testen und Fragen stellen.

Und das, was nicht schwer zu tragen ist, nach Hause zu tragen und dort zu studieren
und alles zu vergessen: den Leitsatz, die Tischdecke, die Leinwand und den,
der alles erschaffen hat; er hat gesprochen und die Bühne weinend verlassen
und die Menschen, die ihm applaudiert haben, haben ihn vergessen, sobald er wer
war, sie haben den Leitsatz, die Tischdecke und ihn vergessen.

Die Seele, die dem Menschen gegeben worden ist,
baut auf, leidet, weint und freut sich wieder,
sie freut sich auf das, was sie in der Welt sieht, zum Beispiel, die Liebe.
Die Liebe ist jedem gegeben worden und ist in vielen Ländern erlaubt.
Mit Liebe erkennt der Mensch die Welt und sich selbst.

Und ohne die Liebe fühlt sich der Mensch wie im Gefängnis,
nicht im Gefängnis, das sich hinter dem Gitter befindet,
sondern im Gefängnis, das der Mensch in seinem Inneren schafft.
Und sobald das Gefängnis für ihn unerträglich wird,

© И.В. Арепьев, 2009

teilt er sein Schicksal mit den anderen Menschen, damit es nicht nur ihm so schlecht geht.

Das ist ein Mensch, er ist einfach, so einfach wie die Welt und das Fenster,
das es in seinem Haus gibt.
Es gibt ein Haus, es gibt die Welt, es gibt einen Menschen, es gibt Gott,
das heißt, unser Zeitalter ist lang.
Wir haben doch die Liebe. Die Liebe ist Gott, und mit Gott existiert jeder Mensch!

Danke.   12.09.07

Die Seele des Menschen. Der Geist und das Bewusstsein | Thema 162

Der *Geist des Menschen* ist die widergespiegelte Handlung der Seele.

Der *Geist des Menschen* spiegelt auf dieselbe Art wider, auf die die Seele erschafft.

Der *Geist des Menschen* ist der Mensch, in dem sich sein physischer Körper befindet sowie die Ereignisse seines Lebens, sein Weg, den er gewählt hat, und das Erkennen dessen, was um ihn herum geschieht.

Was ist das Bewusstsein des Menschen? Das Bewusstsein des Menschen ist das, was unsere Seele wählt. Wir lösen bewusst unsere Lebensaufgaben, da wir sicher sind, dass wir durch diese Handlungen den Willen und das Wissen unserer Seele zeigen. Wenn wir bewusst unsere Lebensaufgaben lösen, denken wir, dass unsere freie Wahl darin liegt, dass wir uns vor unserem Nachbarn schützen sollen. Doch auf der staatlichen Ebene sind wir alle Menschen.

Die Wahl der Verteidigungsform gegen einen anderen Staat kann sich wiederholen. Wir wissen doch aus verschiedenen Gründen nicht, wie die Menschen in einem anderen Staat – weit weg von unserem Staat - leben. Wir bauen keine warmherzigen und verständnisvollen Beziehungen zu anderen Menschen auf, da wir sie nicht kennen. Und der Mechanismus der Bekanntschaft und des Verständnisses ist offensichtlich noch nicht entwickelt und nicht bewilligt worden. Deswegen ist er für die meisten von uns unbekannt und unzugänglich. Was ist, wenn die, die wir nicht kennen, sich zum Krieg rüsten wollen? Und wenn wir es wissen wollen, was die, die wir nicht kennen, vorhaben, müssen wir das tun, was sie tun. Manchmal wird auf diese Weise das erschaffen, was für die

© И.В. Арепьев, 2009

Welt und den Menschen eine Gefahr darstellt.

Die allgemeine Nichtbereitschaft und Verschlossenheit der Menschen führen zu einem bitterlichen Ergebnis. Sie führen auch dazu, dass gewisse kostenintensive Systeme geschaffen werden, Systeme, die alle Menschen in der ganzen Welt gefährden. Und das Wichtigste ist, dass die jüngere Generation sich an denen ein Beispiel nimmt, ein Beispiel wie man anderen Menschen Gewalt antut.

Auf das oben gesagte Bezug nehmend, möchte ich noch Mal über die Erschaffung und Projektion der Information im Inneren des Menschen sowie im Raum um ihn herum sprechen. Um eine Information in dem Bereich erschaffen zu können, ist es notwendig, dass sich bestimmte Bedingungen im Leben und in den Ereignissen bestimmter Menschen erfüllt haben. Diese Ereignisse und Bedingungen, die von anderen Menschen bestimmt wurden, sollen das reale Bild der Welt, das in der Seele des Menschen war und ist, verdecken. Die Widerspiegelung der negativen Information geschieht in erster Linie im Bewusstsein des Menschen in Form einer Reaktion auf die Widerspiegelung gewisser sichtbarer, in der Umwelt erfolgter Vorgänge. Der Mensch muss diese Vorgänge nicht nur mit seinen Augen sehen können, sondern er muss diese durch sein inneres Nichteinverständnis mit dem einen oder anderen Ereignis widerspiegeln. Dieses innere Nichteinverständnis oder die innere Unstimmigkeit mit dem, was im Leben der Menschen geschieht, entspricht keinen inneren Entwicklungsnormen des Menschen und führt zur Widerspiegelung der negativen Information im Leben und in den Ereignissen der Menschen.

Wenn man sich die Frage stellen würde, woher eigentlich verschiedene Krankheiten kommen, unter den die Menschen leiden, dann sollte man sich gleich fragen, warum ein Krieg ausbricht? Wer spiegelt ihn wider und welche Gründe gibt es für Konflikte zwischen den Menschen oder für Konflikte zwischen den Staaten? Wenn die Menschen eine Situation so lenken können, dass es zu Zerstörung und Kummer kommt, dann bedeutet es, dass die Menschen vorerst das erschaffen haben, was zerstört und in jedes Haus Kummer bringt. Ohne dies zu verstehen, ohne darüber zu sprechen, nehmen die Menschen daran teil und nähern sich dadurch einem hemmenden Faktor, der sich „die Krankheit der Menschen" nennt.

Egal was das für Krankheiten sind, egal wie schwer sie sind, egal wie der Heilungsprozess verläuft, offensichtlich gibt es immer einen Grund - die Bösartigkeit des Menschen. Mit anderen Worten – sein Unverständnis nicht nur dessen, was in der Welt geschieht, sondern auch der Ereignisse, die die Menschen selbst schaffen; sein Unverständnis von sich selbst sowie seiner Rolle in der Entwicklung des Lebens und der Welt

© И.В. Арепьев, 2009

aller Menschen. Wenn der Mensch so eine Information schafft und in dem Raum, in dem es diese Information gibt lebt, dann heißt es, dass die Menschen – genauso wie die Staaten, in den die Menschen leben – sich Aufgaben stellen müssen, die ihnen helfen, sich selbst zu finden; Aufgaben, die den Menschen helfen, die positiven Ereignisse in ihrem Leben zu schaffen; Aufgaben, die die Menschen zur Lösung der globalen und grundlegenden Aufgabe führen – der Aufgabe der Lebensentwicklung auf der Erde.

Wenn man den allen jeden Tag zugänglichen, informativen Teil betrachtet, kann man sehen, dass die Menschen alles Mögliche machen, sie entwickeln alles bis auf eins – das Erkennen und Verstehen des Lebens der Menschen.

Um mit dem Thema über die negative Information fortzufahren, muss man dazu sagen, dass wenn es den Menschen gibt, der sich ständig in einem Raum befindet, in dem es die negative Information gibt, muss er auf diese auf irgendeine Weise reagieren: er verdrängt sie, löst sie auf, stimmt ihr zu, nimmt an unterstützenden Maßnahmen teil, er kann sie sogar bekämpfen und eine Sperre aufbauen, um diese Information daran zu hindern, in einen anderen Raum über zu fließen. Man könnte sogar eine Rede vom Sockel halten, in der man über ein bedrohliches Problem spricht, das sich fest in den Köpfen der Menschen angesetzt hat; deswegen sind manche Menschen gefühllos, gleichgültig und teilnahmslos zu den Angelegenheiten und Sorgen anderer Menschen geworden. An diese Diskussion können sich in der Regel noch andere Menschen anschließen, die ihre Rezepte für die Heilung des Verstands der Menschen anbieten. Sie tun es aber nur dafür, um selbst auf den hohen großen Sockel zu gelangen.

Der Mensch muss auf so eine Information reagieren, da es sie in seinem Raum gibt. Wenn der Mensch auf diese Information nicht reagiert und sie nicht beachtet, kann dies zu anderen unerwarteten Folgen führen. Diese negative Information sammelt sich in größeren Mengen um den Menschen herum an. Aber der Mensch kann durch die Kraft seiner Gedanken und durch seine bewusste Entscheidung, die Welt für alle Menschen zu schaffen, nicht nur den Raum ringsum, sondern auch die negative Information verändern. Diese Information ist aus verschiedenen Gründen so geworden und nicht anders – so wie jeder Mensch sie sehen möchte – da nicht jeder Mensch an der harmonischen Entwicklung seines Lebens und der Ereignisse in seinem Leben teilnimmt, ganz zu schweigen von anderen Menschen und Staaten. Nicht jeder Mensch und nicht jeder Staat stellt sich die Aufgabe, die Persönlichkeit des Menschen zu entwickeln.

Das Beispiel, das ich in Zusammenhang mit dem Gesagten aufführen möchte, ist sehr einfach zu verstehen und in der Praxis einzusetzen. Der *gedankliche und geistige Impuls des Menschen* ist eine Handlung, die im Inneren des Menschen entsteht und sich in der

Umwelt - in der Welt aller Menschen – widerspiegelt.

Stellen Sie sich vor, dass aus verschiedenen Gründen – und ich werde diese absichtlich nicht nennen – die Energie des Menschen abnimmt, oder anders gesagt, seinen Körper verlässt. Oder es ist etwas geschehen, weswegen der Mensch sich große Sorgen macht. Oder ein Problem ist aufgetreten, das mit der Funktionsstörung eines Organes verbunden ist. Ich könnte diese Auflistung fortsetzen, aber ich höre an dieser Stelle auf. Und um fortzufahren, möchte ich erwähnen, dass jede Zelle des menschlichen Körpers das Zellenbewusstsein und das Impulssystem der Informationsvermittlung besitzt. Die Funktionsweise ähnelt der, die ein Mensch benutzt, um eine Information an andere Menschen zu vermitteln, zum Beispiel, mit Worten.

Praktische Erfahrung im Bereich der Regeneration der Organe beweist, dass sobald der Mensch in seinem Bewusstsein positive Gedanken über alle Ereignisse in seinem Leben, über seine Gesundheit sowie die ganze ihn betreffende Information gebildet hat, und diese eine Weile ins Innere seines Körpers in Form eines geistig-gedanklichen Impulses strahlt, regeneriert sich seine Gesundheit völlig und Ereignisse seines Lebens verbessern sich. Mit anderen Worten, man muss den technologischen Schlüsselpunkt finden können. Der Mensch sendet den geistig-gedanklichen Impuls in seinem Alltag um sich herum. Dieser Impuls erreicht alles, was der Mensch sieht und nicht sieht sowie die Menschen, die er liebt; dadurch spiegelt sich ein anderer Impuls wider. Wenn der erste Impuls die Menschen erreicht, die er nicht liebt, spiegelt sich dadurch noch ein anderer Impuls wider. Den ersten Impuls und weitere Impulse erschafft der Mensch in seinem Inneren, und das ist das Wichtigste. Das, was der Mensch selbst schafft, hat er dann in seinem Leben, genauso wie die Gesundheit, die er den anderen Menschen wünscht.

Sobald der Mensch gelernt hat, den Impuls in seinem Inneren richtig zu modulieren und ihn in seinem Körper richtig zu positionieren und dabei allen das zu wünschen, was er sich selbst wünschen würde, wird sich sein Körper regenerieren. Außerdem vertreibt der Mensch aus seinem Körper die Information und fremde Energie, die seine Lebensentwicklung blockieren. Und noch mehr: er wird seinen Gesundheitszustand völlig kontrollieren können. Und das Wichtigste ist, dass er lernen wird, nicht nur sich in seinem Leben richtig zu verhalten, sondern immer das Richtige zu tun. Der Mensch hält in seiner Hand eine kleine Last der Ambitionen und Nichtakzeptanz des Lebens von anderen Menschen, und in seiner anderen Hand – sein Gewissen als Maßstab für die zwischenmenschlichen Beziehungen.

Das Erlernen von solchen Technologien führt den Menschen höchstwahrscheinlich zum Verstehen der Welt, in der er lebt. Aber diese Technologien regenerieren nicht nur

© И.В. Арепьев, 2009

den Körper des Menschen und bauen die Ereignisse in seinem Leben wieder auf, sondern zeigen dem Menschen auch die Orientierungspunkte seines weiteren Lebensweges und bauen den Raum um den Menschen und andere Menschen herum wieder auf, Menschen, die aus verschiedenen Gründen negative Informationen angesammelt haben. Der Mensch regeneriert sich selbst und schafft dadurch das Positive und hält um sich und andere Menschen herum keine negativen Strukturen aufrecht. Und diese Strukturen beinhalten nicht nur die Mitwirkung des Menschen, sondern auch solche Begriffe wie die Sichtweise und das Verstehen des Menschen.

Dadurch verschwindet der Vorhang des Nichtsehens aus der Welt des Menschen und der Mensch fängt an, das zu sehen, was schon immer in seiner Seele war, aber aus verschiedenen Gründen nicht zum Vorschein kam – nicht vor seinen Augen und vor seinem Bewusstsein auch nicht. Wenn ich diese Methode anwende, hoffe ich, dass sie vielen Menschen hilft, nicht nur die Fehler anderer Menschen zu sehen, sondern auch ihre eigenen sowie auf die negativen Ereignisse in ihrem Leben gelassen, das heißt so wie es sein soll, zu reagieren. Zum Schluss möchte ich Ihre Aufmerksamkeit darauf lenken, dass viele sogar anfangen, so ein abgelegtes und scheinbar unbekanntes Gefühl wie Nächstenliebe zu entwickeln. Und nicht nur mit Worten, sondern auch durch ihre Handlungen, die darin bestehen, andere nicht zu hindern, und nicht nur andere, sondern auch sich selbst nicht davon abzuhalten, tätig zu werden.

Danke. 13.09.07

Die Seele des Menschen. Seine Handlungen und seine Energie | Thema 163

Um mit dem Thema „die Seele des Menschen" fort zu fahren, möchte ich den technologischen Teil erläutern mit dem Ziel, die Handlungen und die Energie des Menschen verstehen zu können.

Die *Seele des Menschen ist eine mächtige Licht- und Energiequelle,* sowohl *im Körper des Menschen* – und das ist primär - als auch *in der Welt* ringsumher. Die *Seele des Menschen besitzt* nicht nur immer *die Energie,* sondern *schafft* auch diese sowohl *durch die Handlungen der Menschen* als auch durch die *Energie im Körper des Menschen* und Energie der Handlungen des Menschen in seinem Leben.

© И.В. Арепьев, 2009

Wenn man die Handlungen des Menschen näher betrachtet, kann man sehen, dass jede Handlung – egal ob für sich selbst oder andere Menschen – Energie erzeugt - sowohl aufgenommene als auch verbrauchte. Wenn ein Mensch etwas mit Leib und Seele tut und, wie man so schön sagt, dieser Aufgabe gewachsen ist und – was sehr wichtig ist – sieht, wohin er gehen muss, dann gelingt ihm alles leicht. Er geht den richtigen Weg in seinem Leben und tut das Richtige –für sich und auch für andere Menschen. Und dies erzeugt genug Energie für die Lösung der einen oder anderen Aufgabe. Wenn aber die Richtung falsch ist (wenn man das überhaupt so sagen darf), dann wird von der Energie nicht genügend erzeugt, alles läuft schief, der Mensch fällt in der Regel öfter hin, wird krank, kämpft gegen etwas, besiegt jemanden oder freut sich auf etwas, was es eigentlich gar nicht gibt. Aber in Wirklichkeit bleibt das Geschäft des Menschen stehen und läuft nicht ohne seine Mitwirkung.

Das Verstehen solcher Prozesse ist einerseits sehr tieflegend. Und sogar im oben aufgeführten Beispiel kann man erkennen, dass es sowohl ein positives Ergebnis als auch ein negatives geben kann. Mann könnte natürlich an dieser Stelle über die Wahl des Menschen sprechen – jeder Mensch hat eine Wahl – aber allein die Wahl reicht nicht. Man sollte die Wahl mit dem Wissen über unser Leben ergänzen, mit dem Wissen, dass man in seinem Leben bestrebt sein soll, das zu tun, was die Seele wünscht, und das, in dem man sich selbst durch seine Seele nicht widerspiegelt, zu vermeiden.

Wenn man sich fragt, wie es möglich ist, sich selbst in seiner Seele widerzuspiegeln, bekommt man eine praktische Antwort. Und wenn jeder von uns einen Lebensweg wählt, bringt er seine Handlungen in Einklang mit den Handlungen der Seele. Und die *Seele* ist – ich muss mich wiederholen – die QUELLE des *Lichtes, des Wissens, der Energie und des Weges des Menschen*. Wenn alle Handlungen sich im Einklang befinden, dann braucht man nicht ständig hinzufallen oder überall anzuecken, man kann einfach ein ruhiges und harmonisches Leben führen und sich dabei selbst helfen. Und das ist das Wichtigste, weil der Mensch, der es nicht gelernt hat, sich selbst zu helfen, nicht in der Lage ist, anderen zu helfen. Das erinnert mich an eine Situation: treffen sich zwei Menschen und einer sagt dem anderen: „Guten Tag, Herr Doktor", und der andere sagt: „Ich habe gedacht, Sie seien der Doktor".

Das allgemeine Unwissen und Nichtverstehen führen zu einem interessanten Ergebnis, das sich „Wir spielen Leben" nennt. „Spielen Sie Leben?" – „Ja, ich spiele Leben". Und laute Schreie: „und ich…und ich….und ich spiele das Leben auch". An dieser Stelle sollte im wirklichen Leben ein Ergebnis fixiert werden, zum Beispiel, eine Heilung, aber es gibt sie nicht. Entweder sind wir so, oder das Leben, oder das Spiel. Oder vielleicht

© И.В. Арепьев, 2009

warten wir auf einen gewissen Menschen, der kommt und uns sagt, was und wie wir etwas tun müssen.

Die Handlungen des Menschen, die auf die Lösung der Aufgabe gerichtet sind, die es sowohl in seiner Seele als auch in seinem Leben nicht gibt, nehmen dem Menschen viel Energie, sodass dem Menschen immer die Zeit fehlt, sich um sich selbst zu kümmern, anderen zu helfen oder die Welt zu entdecken. Es werden ständig Entscheidungen getroffen, es geschieht ständig etwas, es wird ständig etwas gemacht und die Zeit fließt davon, fließt wie ein Papierschiefchen am schnellen Fluss. Das Papierschiefchen, das der Mensch gebastelt und zu Wasser gelassen hat, aber keine Zeit hatte, sich über seine Erfindung zu freuen. Das, was der Mensch in seinem Leben in der Umwelt trifft – ob es ein anderer Mensch ist, ein Ereignis oder eine Information – nimmt dem Menschen seine Lebensenergie, wenn der Mensch zu neugierig war und sich von seiner Angelegenheit ablenken ließ. Was gibt's dort? Was gibt's dort? Dort gibt's das, was wegnimmt, da es dort fehlt.

Der Mensch, der den Weg der Entwicklung geht, der Entwicklung von sich selbst als eine Persönlichkeit, und jeden Menschen wie sich selbst behandelt, baut verständnisvolle Beziehungen zu anderen Menschen auf und in einem gelassenen Zustand richtige Entscheidungen trifft, die sowohl ihm selbst als auch den anderen Menschen helfen.

Dieses Thema, besser gesagt ein kleiner Teil, klärt uns auf, dass im Inneren des Menschen, in seiner Seele so eine Energie entsteht, die in der Umwelt bereits existiert. Sie wartet bloß

darauf, dass der Mensch sie findet, um sich durch den hellen und klaren Lebensweg des Menschen zu erschließen. Sie ist da und wartet.

In diesem Sinne möchte ich dieses Thema beenden, ohne weitere Aufklärung, ich möchte es so lassen wie es in Wirklichkeit sein soll – zur Auswahl des Menschen.

Danke.   19.09.07

Die Seele des Menschen. | Thema 164
Der Impuls der Menschen

In diesem Thema, wie in den nächsten, werden wir Begriffe wie Impuls, Licht und Optik erschließen. Diese wurden im ersten Thema des ersten Buches beschrieben.

Im vorherigen Thema haben wir über die Seele des Menschen gesprochen. Wir haben darüber gesprochen, dass es in der Seele des Menschen endlose Energie gibt, die vom

Menschen erzeugt wird und sich in der Umwelt widerspiegeln kann. Die Energie, die es immer in der Seele des Menschen gibt, ist nichts anderes als das Licht der ganzen Welt. Das Licht, das sich in der Seele jedes Menschen reflektiert, das Licht durch das sich die schöne Welt, die Gott erschaffen hat, widerspiegelt. Und wie und unter welchen Bedingungen wird die Energie, die sich in der Seele des Menschen befindet, erzeugt? Um diese Frage zu beantworten, muss man sagen, dass der Weg des Menschen und die Energie, die der Mensch in seiner Seele erzeugt, nichts anderes als der Weg der Seele sind.

Der Weg der Seele ist der Weg des Menschen. Am Anfang des Weges erzeugt der Mensch in seiner Seele die Energie, die er für die Lösung seiner Lebensaufgabe braucht. Danach realisiert er die Aufgabe seiner Seele sowie die Energie, die er in seinem Inneren, in seiner Seele hat; er realisiert diese als das Wissen der Seele, nämlich als seinen Lebensweg. Dabei verbraucht der Mensch so viel Energie, wie viel er für das Erreichen des gestellten Ziels erzeugt hat, und bringt das Wissen seiner Seele entgegen. Und das Wissen der Seele ist der Aufbau und die Widerspiegelung des Lebensweges des Menschen. Deswegen versteht man hier die Energie als den Weg des Menschen und den Weg des Menschen als die Energie seiner Seele, die sich im Wissen über die Welt und das Leben widerspiegelt. Wir erzeugen die Energie in unserem Inneren mit dem Ziel, den Weg im Leben widerzuspiegeln. Wir erzeugen die Energie in unserem Inneren mit dem Ziel, den Weg und die Ereignisse im Leben sowie die Begegnungen, die wir sehr schätzen, widerzuspiegeln. Deswegen erreichen viele Menschen, die den richtigen Weg in ihrem Leben gewählt haben, ihr Lebensziel und haben immer in ihrem Inneren die notwendige Energie und eine gute Gesundheit.

Der Impuls im Inneren des Menschen – und auch in der Umwelt und auf seinem Weg – wird als Ziel das Erschließen des Wissens der Seele haben, um sich selbst und damit auch den anderen helfen zu können. Der Mensch wählt in seinem Inneren eine Aufgabe und einen Impuls, dabei versucht er eine realisierbare Aufgabe zu finden, um nicht nur sich selbst sondern auch den anderen Menschen helfen zu können. Wenn man den Impuls betrachtet und sich fragt, wo, wann und woher der Impuls entsteht, bekommt man eine klare und schnelle Antwort. Er entsteht in der Seele des Menschen, indem sich das Licht der Welt und die Energie des Weges des Menschen verbinden, die Energie seiner Aufgabe als ein Ergebnis des Lebensaufbaus auf dem Weg, den jeder in seiner Seele gewählt hat.

Wenn man über den Impuls spricht, soll und muss man in erster Linie das Wichtigste erwähnen: der Impuls stellt die Handlung der Seele dar. Die Handlung der Seele ist der Geist. Das bedeutet, dass der Impuls als geistig gesehen werden kann, da der Impuls im vollen Zuge den Geist als eine unmittelbare Reflexion der menschlichen Seele widerspiegelt. Die Handlung der Seele ist der Geist, an beiden Seiten dessen sich eine einheitliche Struktur befindet: das Licht und das Wissen, wobei die Seele das Licht und auch das Wissen ist. Das Licht der Seele ist das Wissen - das Wissen der Seele. Das Wissen der Seele als eine einheitliche Struktur stellt den Geist dar. In Wirklichkeit stellt der Geist das Licht und Wissen der Seele dar. Diese überträgt er in die erschaffene sichtbare oder nicht sichtbare Realität des Menschen.

Der geistige Impuls des Menschen ist die Handlung, in der der Mensch durch seinen Geist das Licht und Wissen der Seele real widerspiegelt. Dabei stellt sich der Mensch die ewige Frage (und übrigens beinhaltet die Frage bereits die Antwort): wo befindet sich die Seele? Ist mir das, was ich sage, bewusst oder unbewusst? Bezieht sich diese Frage auf den Mensch selbst oder auf die anderen? Das Leben des Menschen, sein Weg ist die unmittelbare Handlung der Seele. Wonach sucht eigentlich der Mensch, wenn er alles in seinem Inneren hat? Wie setzt er seinen geistigen Impuls ein und an wen und wohin sendet er diesen? Wie erschließt er seinen geistigen Impuls in seinem leben und wem dankt er dafür? Und wenn er jemandem außer sich selbst dafür dankbar ist, dann wem? Sieht der Mensch denjenigen in seiner Welt, in der er lebt, oder in seiner Seele?

Die Antworten auf all diese Fragen kann der Mensch in seinem Inneren finden. Die Antworten, die jeder Mensch selbst in seinem Inneren, in seiner Seele hinterlegt hat und jetzt offen darüber sprechen kann, indem er seinen Lebensweg geht und ihn so aufbaut, wie er es für richtig hält. Oder der Mensch kann darüber ganz leise sprechen, so leise, dass ihn niemand hört, so leise, dass ihn seine Seele nicht hört und auf seine Wunschäußerung gar nicht reagiert. Der Mensch kann selbst die Wahl treffen: für sich selbst und für die anderen zu erschaffen oder für die anderen zu erschaffen und für sich selbst nicht oder so zu erschaffen, dass es für alle reicht.

Nachfolgend werden aus diesem Thema weitere Themen abgeleitet. In diesen Themen wird Folgendes beschrieben und erschlossen: das Wissen der Seele über die Energie und das Licht des Menschen – über die unendliche Energie und das unendliche Licht; Erzeugung und Widerspiegelung der Energie sowohl im physischen Körper des Menschen - und dies geschieht immer – als auch in einem Raum, was an und für sich neue Horizonte in der Entwicklung des Menschen öffnet. Wenn die Menschen verstehen, dass die Seele die Energie erzeugt und dass die Energie sich auf der Ebene des physischen Bewusstseins widerspiegelt, bekommen sie einen Vorsprung in der Entwicklung des sicheren Weges und des Erkenntnisses der Welt, in der Entwicklung des Lebens, dessen Wesen das Erschaffen und Erzeugen der Materie von dem Bewusstsein des Menschen darstellen. Das Problem der Widerspiegelung des Muskel- und Zellengewebes, des Knochengewebes, der verlorenen Organe und überhaupt jedes Energieaufwands sowie der Regeneration wird vom Menschen gelöst sein. Vieles, worüber in diesem Thema gesprochen wird, hat schon immer existiert, existiert jetzt und wird immer existieren. Es war aber bis zur bestimmten Zeit vor den Augen und dem Forschergeist des Menschen verborgen, aber es wird in der Praxis angewandt und zwar mit großem Erfolg.

Der Sonnenaufgang des Menschen ist der Sonnenaufgang der Welt und der Sonnenaufgang der Welt ist der Sonnenaufgang des Menschen. All das ist möglich unter der Bedingung, dass der Mensch Gott akzeptiert, Gott, der die Welt und den Menschen erschaffen hat und weiterhin erschaffen wird.

Danke. 20.09.07

Die Seele und das Licht des Menschen | Thema 165

Wenn wir über die Seele und den Geist des Menschen sprechen, meinen wir die Erzeugung und Widerspiegelung der inneren Energie des Menschen in seiner Weiterentwicklung und auf seinem Weg. Der Weg des Menschen, auf dem er seine Aufgabe erfüllt und in dieser Aufgabe
die Energie seiner Seele widerspiegelt, wird immer vom Wissen begleitet, und das Wissen ist das Licht.

Dann wäre es logisch zu fragen: was für einen Weg soll der Mensch aufbauen? Wir können auch anders fragen: was für einen Weg baut der Mensch auf? Um diese Fragen zu beantworten, muss man klar sagen, dass jeder Mensch in seinem Leben seinen Weg aufbaut, auf dem es Gott, die Welt und andere Menschen gibt. Dadurch spiegelt sich der Mensch auf seinem Weg als eine Persönlichkeit wider, die Persönlichkeit, die fähig ist, das Wissen Gottes wahr zu nehmen und dieses Wissen – das Wissen der Seele - in ihrer Seele und ihrem Leben zu erschließen. Und dieses erleuchtete Wissen auf die Hilfe für andere Menschen und ihre Rettung zu richten und dadurch einen klaren Weg für sich und andere Menschen aufzubauen. Ein klarer Weg ist ein Weg, auf dem es immer Frieden und alle Menschen gibt, sowie den geistigen Menschen selbst, der eine kreative Persönlichkeit ist und seine Aufgabe ist es, zu kreieren und den Frieden in der Welt zu schaffen. Die Realisierung des Weges von so einem Menschen gibt jedem die Möglichkeit, das

Licht widerzuspiegeln, das Licht, das es in seiner Seele gibt; das Licht, das von der Seele und durch die Handlung Gottes erschaffen worden ist; das Licht, das der Mensch durch sein Leben in der Welt widergespiegelt hat.

Der Weg des Menschen ist dann ein klarer Weg, wenn er verständnisvoll und hell ist. Und *das Licht des Weges des Menschen ist das Licht seiner allen Menschen gegenüber offenen Seele*. Wenn Sie so eine Definition des Weges des Menschen kennen, dann werden Sie immer zu Gott gehen, da die Welt in Ihrer Seele sich allen Menschen als die Welt des Wissens öffnen wird. Und wenn die Seele das ganze Wissen der Welt, das von Gott erschaffen wurde, ist, dann ist die Aufgabe des Menschen, nicht zu zulassen, dass dieses Wissen in seiner Seele von verschiedenen materiellen Werten zugemauert wird. Dabei soll sich der Mensch an dem Licht, das es in seiner Seele gibt, orientieren. Es gibt viele Wege im Leben eines Menschen, genauso wie Entscheidungen, aber nur eine Wahl – zu gehen und das Gute zu schaffen, und dabei das Licht seiner Seele widerzuspiegeln. Oder nicht zu gehen und was anderes widerzuspiegeln, das, was mit der Seele nichts gemeinsam hat, und schon gar nicht mit dem Licht der Seele. Mit anderen Worten, wenn sich das Wissen Gottes in der Seele eines Menschen erschließt, wird das Licht der Seele eines Menschen zum Orientierungspunkt, der dem Menschen hilft, nicht nur sich selbst, sondern auch andere Menschen zu sehen; hilft die Welt, Gott und seine ihm von Gott gestellten Aufgaben zu sehen. Der Mensch versteht sich selbst und andere Menschen und sieht durch das Licht seiner Seele, dass er ein reales Ergebnis bekommen hat. Er sieht, wie er auf der physischen Ebene handeln soll, um sie alle zu retten. Er muss sie retten, da er eine reale Bedrohung sieht, die einen künstlichen und unbekannten Charakter hat, eine Bedrohung für die Menschen und für den Ort, in dem die Menschen leben, eine Bedrohung, die einer direkten Wirkung, die sowohl auf den physischen Körper des Menschen als auch auf sein Bewusstsein, seinen Weg und allgemein auf sein Leben gerichtet ist, gleicht. Diese Bedrohung beeinflusst auch die Weiterentwicklung der Persönlichkeit, die von ihrer Natur aus frei ist. Aber die Freiheit des Menschen ist von vielen Sachen durch einen Rahmen eingeschränkt.

Also was wählt der Mensch auf seinem Weg: das Licht und Wissen oder die Finsternis des Unwissens? Jeder wählt das, worauf er selbst orientiert ist, wählt das, wo er sich gut, wohl und geborgen fühlt. Geborgen fühlt er sich dort, wo er alles hat; gut – weil es ihm wirklich gut geht; wohl – weil er allein ist - aus dem Grund, dass wenn es jemandem gut und geborgen geht, warum sollte er es mit jemandem teilen. Aber die Seele, die sich im Inneren des Menschen befindet, reagiert auf alles - immer und überall – auf seine Handlung und seinen Impuls, der auf seine Handlung gerichtet ist. Und der Mensch hat

© И.В. Арспьсв, 2009

dadurch immer Hilfe und Wissen. Der Mensch wird darin ausgebildet, was er in seinem Leben tun muss, dabei hat er immer in seinem Inneren die Antwort auf alle seine Fragen: wie er seine Handlungen versteht, wie er sich dabei verhält und welche Schlüsse er daraus zieht. Offensichtlich wurde die Seele jedem Menschen von Gott dafür gegeben, dass jeder Mensch seinen Lebensweg findet und akzeptiert.

Jeder Mensch wählt das Seine selbst, erschafft selbst, spiegelt selbst wider und aus dem Widergespiegelten wählt er selber das, was er früher erschaffen hat und fragt sich dabei: hat er das erschaffen oder jemand anders? Vielleicht hat es ihm jemand einfach gegeben und jetzt kann er manchmal damit zurechtkommen, manchmal auch nicht. Tatsächlich, kann man sagen, dass die *Seele des Menschen die Stimme Gottes ist*. Durch seine Stimme sieht Gott die Welt und alle Menschen. Und wir alle verbergen manchmal etwas vor uns selbst oder vor den anderen und tragen das Verborgene in die Ferne unserer Seele. Und nachher wundern wir uns, warum alles in unserem leben nicht so läuft, wie wir möchten.

Zur Fortsetzung des Themas „Licht": sobald der Mensch sich selbst in der Welt und im Leben gefunden hat – es kann jedem gelingen durch die Erkennung von Gott – findet er sich selbst und kann sich selbst im Licht seiner Seele sehen. Und die vom Menschen sich selbst gestellte Aufgabe bekommt immer die Stütze vom Geist, das bedeutet, dass der Mensch immer eine Lösung findet.

Wenn der *Mensch* auf seinem Weg sich die *Aufgabe stellt, anderen Menschen zu helfen, ihre Gesundheit zu verbessern,* wird er seine Aufgabe erfüllen und sich diesem Weg widmen.

Wenn der *Mensch* sich aufrichtig die *Aufgabe stellt,* alle sowie sich selbst zu retten, dann wird er seine Aufgabe erfüllen. Und durch seine Handlungen wird er sich Gott nähern, Gott und seiner Aufgabe, die Welt widerzuspiegeln. Und die *Widerspiegelung oder Erschaffung der Welt von Gott* ist nichts anderes als die *Handlung seiner Seele, das heißt – das Licht.*

Wenn der *Mensch* das Licht der Seele Gottes sieht, kann er die *Entstehung des unendlichen Lichtes in seiner Seele sehen.* Dabei kann er lernen, nach dem Willen Gottes zu erschaffen, so wie Gott selbst durch die Widerspiegelung der Handlung des Menschen erschafft, wobei die *Handlung selbst die Widerspiegelung des Geistes Gottes ist.*

Derjenige, der den Geist Gottes aufsucht, *erschließt das Wissen der Seele Gottes in der Aufgabe der Rettung von allen.* Dadurch *spiegelt* er den *Geist Gottes* in der Seele des Menschen wider und fixiert das Licht Gottes und des Menschen, was an und für sich *die unmittelbare Widerspiegelung der Welt für den Menschen darstellt.*

© И.В. Арепьев, 2009

Die Widerspiegelung der Welt ist das Verstehen vom Menschen der grundlegenden Gesetze und Prinzipien der Erschaffung der Welt.

Der Mensch, der sich selbst im Licht seiner Seele gefunden hat, hat in seinem Inneren bestimmte *Muster der Verwaltung der Realität, der Rettung und der Schaffung gefunden.*

Die Realität, in der der Mensch erschafft, ist dir Realität der Rettung.

Wenn man den technologischen Teil der Widerspiegelung der Rettung von allen in seiner Aufgabe näher betrachtet, kann man verstehen, dass die Rettung des Menschen an und für sich die unmittelbare Widerspiegelung des Lichtes seiner Seele in der äußeren Realität ist. Auf der Grundlage dieser Sichtweise sowie des Verstehens und der weiteren Entwicklung, zum Beispiel von Lernmethoden, wäre es wünschenswert, dass der Mensch das Licht seiner Seele - besser gesagt, seinen bestimmten Teil, den die Seele von sich Preis gibt - in der Außenwelt zum Vorschein bringen würde, indem dieser Teil durch das Wissen der Rettung jedes Menschen erschlossen wird, was auch im Prinzip so geschieht.

Diese Themen stellen unmittelbar einen ausgelesenen Teil des Lichtes der Seele des Menschen dar, den Teil, den der Mensch durch die Entwicklung der Rettungstechnologie für alle und einen jeden nach dem Willen Gottes und seinem Einverständnis erschließt. Dieser ausgelesene Teil an sich ist der Weg der Lebensentwicklung des Menschen. Wenn man das Licht der Seele sieht und versteht – und anders kann es nicht sein, weil dies das Licht der Seele ist – fängt man an zu verstehen, wie man helfen soll, genauer gesagt - retten. Dadurch bekommt man immer ein positives Ergebnis in verschiedenen Bereichen, weil man sich von Anfang an auf ein positives Ergebnis eingestellt hat, indem man den Wunsch widerspiegelt, andere zu verstehen und anderen zu helfen. Der Wunsch des Menschen, das gewünschte Ergebnis zu bekommen, ist der Schlüssel zu den geplanten Beziehungen, zu der allgemein gestellten Aufgabe und dessen, was der Mensch durch sein Verstehen als ein bestimmtes Ergebnis bekommen möchte. Wenn man so einen Schlüssel, der sich das Licht der menschlichen Seele nennt, hat, kann man immer das gewünschte Ergebnis bekommen, egal wie unwahrscheinlich es klingen mag. Es sei denn, der Mensch schließt sich selbst in einen unerträglichen Rahmen ein. Jeder hat so einen Schlüssel – seinen Wunsch, aber nicht jeder holt ihn mit Sinn und Verstand zu der richtigen Zeit aus seiner inneren Tasche raus, ganz zu schweigen davon, den Schlüssel richtig zu benutzen. Das Ergebnis entspricht der Vorgehensweise und wird so sein, wie sich der Mensch eingestellt hat. Hauptsache, viele möchten sich ändern – aus verschiedenen Gründen. Aber viele möchten es nicht, und dieser Unwillen bestimmt die Richtung ihrer Entwicklung.

© И.В. Ареньев, 2009

Im nächsten Thema sprechen wir über die Widerspiegelung des Lichtes der Seele in der Umwelt, das heißt über die Lichtoptik.

Danke. 21.09.07

Thema 166 | Die Seele des Menschen. Das Licht

Zum Anfang des Themas „Die Seele des Menschen" möchte ich ein paar Schlüsselmomente erläutern. Die *innere Energie des Menschen* ist der Weg in der Außenwelt, der Weg, den der Mensch selbst in seinem Leben aufgebaut hat. Und *die Energie auf diesem Weg, im Leben des Menschen* ist in manchen Fällen das Geld - das Geld, das ein stück Papier ist, das der Mensch selbst mit seiner Energie auffüllt.

Egal was manche denken mögen, aber so eine Energie oder so ein Stück Papier zu haben oder sie zu verwalten ist nicht so einfach. Wenn im Leben des Menschen ein Problem mit dem Verbreiten der Energie entsteht, dann kann sich der Gesundheitszustand verschlechtern, und auch die Finanzlage. Und wenn aus dem Leben des Menschen das Geld für eine Weile verschwindet, verschwindet in einiger Zeit auch die Energie, und gleich danach – die Gesundheit. Und wenn der Gesundheitszustand sich verschlechtert hat, verschwinden gleich danach ganz schnell die Energie und das Geld. Man muss im Leben anspruchsvoll sein, um seine Gesundheit aufrechterhalten zu können, unter anderem auch durch die Energie, die in einer materiellen Welt ein Stück Papier sein kann, das an sich nie teurer als die Energie und Gesundheit des Menschen war und ist, in allen Zeiten.

Die Energie und Gesundheit des Menschen sind der Schlüssel, den der Mensch auf keinen Fall verlieren oder jemand anderem geben darf. Und erst recht auf keinen Fall gegen gewisse Papiere tauschen, egal wie viel es davon gibt. Manchen Menschen hilft die Energie, das Wissen ihrer Seele zu erschließen und anderen zu helfen. Und dieser Mensch wächst, er wächst geistig. Und die Qualität und Reinheit der Energie in seinem Körper und rings um ihn herum werden so hoch, dass der Mensch anfängt, nicht nur seinen Weg sowie den Weg anderer Menschen zu sehen, sondern aufgeschlossen für seinen Geist wird, in dem er den Geist der Welt sieht und in diesem – die klaren Wege aller Menschen. In einem anderen Fall gibt es so viel Energie, dass diese die materielle Energie anzieht, die nur ein Bild hat – die Abbildung von einer großen Menge Geld.

© И.В. Арепьев, 2009

Beide Fälle sind der Weg des Menschen, auf dem jeder Mensch seine innere Energie widerspiegelt, und mit dieser Energie – seine Sympathie zu anderen Menschen, durch das, was er in seinem Inneren, in seiner Seele hat. Bei manchen ist es der Geist und mit ihm, in ihm und ringsum – seine Energie; bei anderen ist es die innere Energie, in ihnen und um sie herum – dieselbe Energie mit der allen bekannten Abbildung.

Der Mensch wählt im Leben seinen Weg, auf seinem Weg – seine Energie und in der Energie – seine Richtung und verstärkt diese durch seine Handlungen. Die Handlungen charakterisieren den Menschen entweder als einen Menschen der Tat oder einen Menschen des Geldes. Offensichtlich wählt jeder aus diesem Grund in seinem Leben das Seine. Manche - was ihr Herz begehrt, andere – eine Menge Geld auf ihrem Weg. Und so gehen sie ihren Weg und jeder trägt seine Last: einer - eine Last in seinem Inneren, die leicht und klar ist, der andere - eine Last, die es in der Außenwelt und in seinen Taschen gibt. Diese Last ist schwer und unklar, man kann sie nicht allein tragen. Und je größer und schwerer die Last ist, desto mehr Menschen werden gebraucht, um sie zu tragen. Aus diesem Grund ist der Mensch gezwungen, die anderen zu überzeugen, dass sie alles gut und richtig machen, damit sie ihm helfen, seine Last zu tragen. Der Mensch sagt den anderen, dass sie glücklich leben werden, aber das Glück kommt nicht, weil die anderen sich im Bezug auf ihre persönliche Last noch nicht entschieden haben. Deswegen sind die Handlungen jedes Menschen mit seiner inneren Wahl und der Bestimmung seines Weges verbunden. Das Verstehen dieses Weges zeigt die Richtung, in die der Mensch in seinem Leben geht, genauso hilft er die Wörter und Handlungen des Menschen zu verstehen. An dieser Stelle möchte ich besonders die Wörter „*Wort*" und „*Ruhm*" unterstreichen, wir setzen Betonung auf die andere Stelle. Bestimmt wählt und versteht jeder Leser die Wörter besser als unverdienten Ruhm.

Um mit dem Thema fort zu fahren, möchte ich zunächst den Teil „Licht" erläutern und erschließen. Warum ausgerechnet diesen Teil? Weil dieser Teil sich an viele Themen – auch an diese – anschließt und an und für sich ein Schlüsselmoment in der Erschließung des Themas „die Seele des Menschen" ist.

Wenn wir über den Weg des Menschen und über seine Energie sprechen, sprechen wir über den Geist des Menschen. Über den Geist, der das Licht und das Wissen ist. Und das ist klar, dass auf dem Weg des Menschen das Anwesen des Geistes in seinen Handlungen sich im Inneren des Menschen als Wissen widerspiegelt und in der Umwelt – als unendliche Energie. Das *Wissen ist immer das Licht,* deswegen können wir auch sagen, dass der Geist das Licht der Seele ist. Aus welchem Grund entsteht so eine Erklärung? Aus demselben Grund, aus dem der Mensch seinen Weg wählt, den Lebensweg, auf dem sich der Mensch durch das Licht des Wissens widerspiegelt. Aus dem Grund, aus dem der Mensch das Wissen wählt, das Wissen, das sich durch seinen Geist widerspiegelt und die unendliche Energie in sich trägt, die Energie, die der Mensch selbst durch seine Aufgabe, den anderen zu helfen, erschafft und verbreitet. Aber, wie man dem Thema entnehmen kann, gibt es auch andere Bereiche, in denen es unverbindlich ist, seinen eigenen Geist sowie den anderer Menschen zu sehen, zu entwickeln und darüber nachzudenken. Es soll die Menschen davon abhalten, zu merken, dass sie eine fremde Last auf ihrem Weg tragen, um zu verhindern, dass sie sich wehren und dazu auch noch vielleicht Ansprüche stellen. Also benutzt man auf so einem Weg die Energie, die von einem Menschen ausgeht und dann wider zu ihm zurückkommt, entweder in Form von Energie oder in einer anderen Form, die andere Menschen sogar angenehmer finden, als Energie. Diese Menschen fühlen sich dabei sehr sicher und behaglich im Bezug auf andere Menschen, was im Leben und in den zwischenmenschlichen Beziehungen ein Ungleichgewicht schafft. Und dieses Ungleichgewicht hat schlimme Folgen, egal was zuerst kommt: die Ursache oder die Wirkung.

Aus diesem Grund, wenn wir über das Licht sprechen – über das Allgemeinlicht, das allen Menschen hilft, den gemeinsamen Weg mit anderen Menschen aufzubauen, muss man sagen, dass der größte Teil dieses Lichtes – sogar wenn wir das Licht als ein Objekt der Information über die Umwelt betrachten – sich in der Zukunft des Menschen befindet. Nicht in den geschehenen Ereignissen und sogar nicht im Inneren des Menschen.

Das Allgemeinlicht, wie auch die Gemeinschaft der Menschen, ist immer vorne – in der Zukunft, in der Zukunft, die jeder erreichen möchte. Und die Aufgabe des Menschen, unter anderem auch die Entwicklung der Rettungstechnologie, ist offen; nicht eingesperrt, sondern offen, um dem Menschen zu ermöglichen, sich durch seine Handlungen, Gedanken und seinen Geist zum ALLGEMEINLICHT der RETTUNG zu nähern und ins Licht hineinzukommen; um es zu haben und es zu nutzen – jetzt, in diesem Moment - zum Wohl aller.

Allein die Anwesenheit des Menschen in der definierten Zukunft gibt jedem die Möglichkeit, in diese Richtung zu gehen, sich weiter zu entwickeln und somit auch im Inneren und ringsum die Technologien zu entwickeln, die die Welt und den Menschen retten und somit als ein Beispiel für die Entwicklungsrichtung jedes Menschen dienen.

Alle werden zum Licht gehen, ins Licht hineinkommen und alle werden die RETTUNG finden. Die Rettung, die jeder Mensch in seiner Seele hatte und hat, da die Seele das Licht ist, die allgemeine RETTUNG ist das LICHT. Das Licht der Seele ist nur ein Schritt von dem LICHT der RETTUNG entfernt, ein Schritt oder ein bestimmter Weg.

© И.В. Арепьев, 2009

Jeder hat seine eigene Wahl, seinen eigenen Weg, seine eigene Meinung, seine eigene Qualifikation, seine eigene Art zu lernen, seine eigene Energie und sein eigenes Wissen und diese lenken den Menschen mal in eine Richtung, mal in eine andere. Einer entfernt sich von seinem Lebensweg, ein anderer nähert sich seinem Weg und geht diesen Weg; jemand sucht nach Feinden auf seinem Weg, jemand – nach Freunden oder nach jemand anderem. Aber in Wirklichkeit geht jeder Mensch im Licht seiner Seele zusammen mit Gott zur allgemeinen Rettung, geht durch das Erkennen der Welt und sich selbst, um sich selbst in Gott zu erkennen. Und dies wird möglich, wenn der Mensch in sich Gott erkennt, indem er durch sein Leben das Leben Gottes erkennt, indem er versucht das Leben Gottes zu sehen und zu verstehen und sein ganzes Leben lang nicht zu vergessen. Der Mensch sieht und findet sowohl das Licht seiner Seele – das Licht der allgemeinen RETTUNG – als auch das Licht Gottes, in dem der Mensch sich selbst findet. Das *Licht in der Seele jedes Menschen ist das Licht des Lebens Gottes* und das muss jeder wissen.

Danke.   24.09.07

Die Seele des Menschen und das Licht der allgemeinen Rettung | Thema 167

Die Seele jedes Menschen befindet sich immer im Licht der allgemeinen Rettung, weil dieses Licht das Licht Gottes ist. Aber nicht jeder weiß das. Und wir werden darüber sprechen, was jeder Mensch weiß und was Gott jedem Menschen gesagt hat, egal wie dieser sich nennt und was er in unserem Leben ist, egal wem er dient, da derjenige, egal wie stark er ist, trotzdem nicht das weiß, was Gott weiß. Das LICHT der RETTUNG ist das Licht der Freude jedes Menschen, wir freuen uns darauf, was wir in unserem Alltag sehen und wahrnehmen. Das LICHT der RETTUNG ist das Licht, dank dessen und durch das jeder Mensch geheilt wird. Aber werden wir im Alltag gesund durch die, die uns medizinisch behandeln und denen wir bezahlen? Ändert sich das Allgemeinbild der Genesung aller Menschen in der ganzen Welt? Und wenn ja, dann in welche Richtung: in die Richtung der Aufwendungen für die Entwicklung der Technik, die diagnostizieren und sogar heilen kann? Dies ist nur in einem Fall möglich – im Fall, wenn unser Bewusstsein sich insofern ändert, dass wir das Wissen verstehen und akzeptieren. Das Wissen, das wir besitzen, das Wissen, das uns gegeben wird, das Wissen, das wir in unserem Inneren erschließen, das Wissen, das auf der Oberfläche unseres Weges liegt.

© И.В. Арепьев, 2009

Nehmen wir das, was uns von Gott gegeben wird oder nehmen wir das, was uns angeboten wird, das, was einen Preis hat und wir es kaufen können, wenn wir Geld haben? Das LICHT der RETTUNG ist das Licht des Weges des Menschen. Der WEG der RETTUNG ist der Glauben der Menschen. Im Bezug auf das oben Gesagte, möchte ich unterstreichen, dass man ins LICHT der RETTUNG jedes Menschen unbehindert und gelassen hineingehen kann, dabei kann man die Antworten auf die Fragen bekommen, auf die Fragen, die immer gestellt werden. Die Fragen – wie soll ich es richtig sagen – die höher sind als der Mensch oder sich in seinem Kopf befinden, was auf so einem Weg das Gleiche ist. Das LICHT der RETTUNG JEDES MENSCHEN ist das Licht der Welt. Sieht denn jeder von uns die Welt, wenn wir uns ständig mit unserem eigenen Kram beschäftigen? Steht denn die Welt, über die wir sprechen, auf der Liste unserer täglichen Geschäfte? Offensichtlich hat es sich so eingeprägt, dass Menschen immer in ihren Gesprächen solche Redewendungen benutzen, die sich „Lügen" nennen: einfache und komplizierte Lügen, betriebliche und geschäftliche Lügen. Man muss es schaffen so zu lügen, dass der andere sich nicht betrogen oder beleidigt fühlt. Und Lügen solcher Art gibt es sehr viele. Jeder kann seine Frage selbst beantworten: wie charakterisiert eine Lüge einen Menschen und ob sie die Welt, in der wir leben, definiert oder sogar darstellt? Und vielleicht kann jeder von uns dank der Lüge sich selbst auf die Probe stellen und zeigen, wer er in Wirklichkeit ist, egal wie merkwürdig das klingen mag. Vielleicht dank der Lüge und nicht trotz der Lüge haben wir die Möglichkeit, einander zu erkennen. Das LICHT der RETTUNG ist das Licht des Menschen. Jeder von uns versteht dieses Licht dadurch, wie das Licht aussieht, wo der Mensch es aufbewahrt, wie der Mensch es in sich trägt und wie der Mensch es zeigt oder anderen Menschen übergibt. Nicht in dem Sinne, dass jemand sehr geizig ist, materiell gesehen, sondern im Sinne der menschlichen Seelengüte. Das LICHT der RETTUNG jedes Menschen ist das Licht, das alle Menschen vereint. Offensichtlich ist es unangebracht zu fragen, warum Menschen nachtragend sind und Schuldgefühle haben. Das LICHT der RETTUNG ist das Licht jedes Menschen und jeder von uns versteht das Wesen eines Menschen und sich selbst im Sinne der folgenden Definition: der Mensch in der Welt, der Mensch mit dem Frieden, der Mensch und die Welt, der Mensch bei der Welt, die Welt vor dem Menschen oder die Welt ist der Mensch, die Welt, in der der Mensch die ganze Welt ist. Schon einzig und allein durch das Verstehen und Erkennen von sich selbst und der Welt oder der Welt in sich, nähert sich der Mensch dem Licht, das nicht nur ihn rettet, sondern alle - aus dem Grund, dass es von Gott erschaffen und jedem Menschen gegeben wurde. Ich tue jetzt den zweiten Schritt vor dem Ersten in die nächsten Themen und muss sagen,

© И.В. Арепьев, 2009

dass Gott in der Vergangenheit dieselben Gründe und Aufgaben hatte wie auch in der Gegenwart. Und jeder von uns bekommt die Antwort auf seine Frage, wenn er ins allgemeine LICHT der RETTUNG hineingeht. Der Mensch bekommt die Antworten auch auf andere Fragen. Warum, wenn man über die Entwicklung und das Erschließen einer Persönlichkeit spricht, werden das allgemeine Licht der Rettung aller und der Weg zu ihm aller und eines jeden in Betracht gezogen, und nicht der technische Progress oder die Bereicherung der Menschen, was an sich gar nicht so schlecht ist? Aber die Erschaffung von so einem Wunder wie das Licht, das auch noch für alle zugänglich ist, fasziniert alle sowohl mit seiner Pracht als auch mit einem geringen Aufwand. Es wäre interessant zu wissen, wie unsere Generation die Weltwunder betrachtet und empfindet, die es zurzeit in der Welt gibt. Bewusst oder doch irgendwie anders betrachtet diese jeder von uns als Weltwunder? Das Licht hat auf eine bestimmte Weise die Menschen dazu bewegt, das zu erschaffen, das wir nach so vielen Jahren nicht verstehen können, wie sie das geschafft haben. Wir, die verschiedene moderne Technik und Computersysteme anwenden und verschiedene komplizierte Schemas modellieren. Dabei geben wir uns keine Mühe, eine einfache Frage zu stellen: welche innere Kraft hat die Menschen dazu bewegt, all das zu erschaffen und bis zur heutigen Zeit zu bewahren. Und sie werden so lange stehen, bis wir ihr Wesen verstanden haben. Und das ist, natürlich, das LICHT der RETTUNG – das Licht der Weisheit. Ein weiser Mensch erschafft, ein anderer zerstört. Deswegen erschaffen manche und manche zerstören. Aus diesem Grund kann man sagen, dass die, die zerstören diejenigen, die erschaffen, nicht mögen. Warum sollen sie eigentlich einander mögen? Die, die erschaffen, machen das für alle und die, die zerstören, regen sich immer auf, da ihnen die Zeit nicht reicht, um all das, was die Menschen erschaffen haben, zu zerstören. Deswegen ist immer ein Gegengewicht vorhanden. Aus der Sicht des Lichtes der allgemeinen Rettung, das Gott für jeden Menschen erschaffen hat, können die Menschen, die zerstören – und es gibt nicht wenig davon – wie folgt definiert werden: sie haben sich entschieden, dass es für sie nicht notwendig ist, dorthin zu gehen, wo es erschaffen wird, und sie machen einfach weiter ihr Ding. Dazu kommt noch, dass sie an Gott, an sein Dasein in einem Menschen, nicht glauben. Aus diesem Grund werden sich diese Menschen immer dagegen äußern, irgendwohin zu gehen, ihre Zukunft aufzubauen und jemanden zu retten und dazu noch – alle zu retten. Dabei werden sie einfache und verständliche Worte benutzen, um andere zu überzeugen, dass es vielleicht besser wäre, einfach ein vergnügtes Leben zu führen und nichts zu erschaffen?! Und wenn zu erschaffen, dann muss es den Anforderungen des Weltmarktes entsprechen oder mindestens sich danach richten, muss wettbewerbstauglich sein, gut zu

© И.В. Арепьев, 2009

verkaufen sein, eine gute Bonität haben, rentabel sein und gute Gewinne erzielen können. Das *Licht der Seele des Menschen* ist sein Glauben - der Glauben jedes Menschen und ohne den Glauben ist der Mensch vom Menschlichen weit entfernt. Die *Seele des Menschen ist das Licht und das Licht ist der Glauben.* Der Mensch, der seine Seele, sein Licht und seinen Glauben vergessen hat, bleibt stehen, er geistert in der Dunkelheit, für die der Mensch immer – in allen Zeiten – seinen Preis gezahlt hat. Und dafür konnte der Mensch sich entweder ein bisschen oder auch ganz viel Glück kaufen, das es eigentlich gar nicht gibt. Das *Glück des Menschen* ist die Widerspiegelung seines Glaubens, die Widerspiegelung des Menschen im Licht seiner Seele, der Seele, in der jeder Mensch sich selbst, die Welt und Gott sieht. Das Glück ist dort, wo der Mensch nicht allein ist. Das Glück kommt in dem Moment und an dem Ort, wo Gott alle Menschen vereint und das ist das LICHT der ALLGEMEINEN RETTUNG jedes Menschen.

Danke.   27.09.07

Thema 168 | Die Seele des Menschen und der Raum ringsum

Um das Thema anzufangen, möchte ich als nächstes sagen, dass wir über den Raum rings um den Menschen sprechen werden, obwohl es noch den inneren und äußeren, den offenen und geschlossenen Raum gibt. Ich bin fest überzeugt, dass es sie gibt, obwohl viele Menschen aus verschiedenen Gründen sie nicht sehen und vielleicht aus Unwillen oder Nichtbedarf darüber gar nicht nachdenken wollen.

Sowohl der Raum rings um den Menschen als auch der innere Raum des Menschen und der Raum des Körpers sowie der Zellen des Menschen wurden auf der Grundlage der Realität der Welt erschaffen, der Welt, in der die Information den Sinn der Realität darstellt. Und die Menschen streben danach, in ihrer Entwicklung mehr Wissen zu erwerben, um in Zukunft mehr zu können. Wenn Menschen viel wissen und können, können sie mehr erschaffen und das Erschaffen an sich ist das Wichtigste in der Entwicklung jedes Menschen, jedes Volkes, jedes Staates.

Das Wissen ist die Kraft aller Menschen, mit Hilfe deren sie die Realität ihres Lebens erschaffen.

Die Realität des Lebens des Menschen ist die Widerspiegelung der Information über die Erschaffung der Welt in ihrer materiellen Form.

Die *materielle Information* ist die Gegenstände und Objekte, die sich rings um uns herum befinden, die wir – wie auch alle anderen Menschen – im Laufe des Lebens schaffen und vervollständigen unser Leben durch den Erschaffungsprozess. Dadurch, dass wir das Leben erschaffen, leben wir alle. Wenn wir sehen, wie die anderen erschaffen, freuen wir uns für sie, aber auch für uns, da wir das Erschaffene ebenso in unserem Alltag benutzen. Deswegen sind die *innere und äußere Information eins.* Und zwar aus dem Grund, dass das *Äußere* bis zu einer gewissen Zeit vor dem Wahrnehmen, Verstehen und den Augen des Menschen das verborgene *Innere war.* Sobald der Mensch selbst oder andere Menschen einen Menschen bewegt haben, das Innere zu erschließen, kommt sofort das Äußere zum Vorschein. Bei einigen ist es ein materielles Objekt, bei anderen – die Erschaffungstechnologien durch Wahrnehmung und Verstehen. Wenn bei dem anderen auch so ein Objekt zum Vorschein kommt, dann erscheint bei dem ersten die Technologie. Wenn derjenige sowohl die Technologie als auch das Objekt hat, wird es bedeuten, dass er seine Lebensaufgabe verstanden hat – zu leben und zu erschaffen.

Aber wir sprechen über den Außenraum, in dem der Sinn der Objektinformation die Gedanken, Handlungen und Aktivitäten des Menschen sind. Das heißt, dass sich die *Gedanken des Menschen in dem äußeren Objekt ringsum alle Menschen herum widerspiegeln,* im Objekt, das seinem Wesen nach allem und allen hilft. Selbst ein Objekt, das auf den ersten Blick unbemerkbar und nicht von Nutzen scheint, das Objekt, das der Mensch nicht sieht und nicht wahrnimmt, ist zu gebrauchen. Durch dieses Objekt erkennt der Mensch den Nutzen anderer Objekte, erkennt wie nützlich und wichtig diese sind. Aber um das verstehen zu können, müssen die Objekte zu sehen sein, sodass der Gedanke des Menschen so funktioniert, dass er dem Menschen und in seinem Inneren den Sinn der Sache und ihren Ursprung erschließt, und das Wichtigste – erschließt ihren durch nichts zu ersetzenden Nutzen.

Somit erschafft jeder durch seine Gedanken, durch die geschaffene und zu schaffende Information das Nötige, das unser Leben mit Objekten, die wir brauchen, und dem Wissen über diese Objekte auffüllt. Wir finden uns in der materiellen Welt zurecht, versuchen mehr darüber zu wissen, was wir erschaffen haben, darüber, wie man es benutzt und wofür man es braucht, warum und wie ausgerechnet diese und keine andere Handlung erschaffen wurde und dadurch – Objekt und Information. Wenn wir es verstehen, gehen wir in den Informationsstrom hinein, der mit dem Mensch, dem Volk und der Welt eins ist. Wenn wir diesen Weg gehen, wenden wir unser Wissen in der Praxis an, dadurch, dass wir unser Wissen anderen Menschen erschließen. Den Menschen, die Wünsche haben, da der Wunsch eines Menschen im Erkennungsprozess der Welt und

© И.В. Арепьев, 2009

des Lebens eine ausschlaggebende und führende Rolle spielet.

Der Schlüssel zum Verstehen ist die Seele des Menschen. Und die Definition des Verstehens ist der Weg, der den Menschen weiter führt, dorthin, wo - wie der Mensch denkt - er nie war, aber in Wirklichkeit doch. Wenn die Seele die ganze Welt und das ganze Wissen ist, dann war der Mensch überall und weiß alles. Aus diesem Grund ist das Neue, was in der Welt zum ersten Mal entdeckt worden ist, vielen bekannt, sie wissen, wie der technische Teil funktioniert und ebenso wie es praktisch anzuwenden ist. Wäre dies vielleicht eine Erklärung des Wissens der Seele, die Erklärung dessen, was der Mensch meistens nicht wissen und in seinem Inneren und in der Welt nicht sehen möchte, nämlich die Möglichkeit, seine Seele zu erkennen? Ist es nicht die Seele, die für den Menschen das ganze Wissen und alle Räume in seinem Inneren und ringsum öffnet, öffnet als eine ewige und grenzlose Welt, in der es alles gibt und wir danach streben und hinzu gehen, aber vieles außer Acht lassen. Es wird eine neue Technologie erfunden oder es ist ein neues Objekt entstanden, na und? All das musste es einfach geben, deswegen ist es da. Das Erkennen ist zu Ende und es fängt das an, was immer da ist – das Leben, das auch sehr interessant ist und aus dem Nichts entsteht. Und wenn man sich fragt, ob es in der Welt eine Lebensquelle gibt, bekommt man die Antwort: natürlich, ja. Und derjenige, der diese Quelle gesehen hat, wird ewig leben. Wird sie erforscht? Natürlich: immer und überall. Wird darüber gesprochen? Kaum. Und wozu? Denjenigen, die sie erforschen, öffnet sich in ihren Räumen eine grenzlose und bedeutende Perspektive. Und diejenigen, die darüber nicht nachdenken, leben einfach und gut. Diese und jene denken doch über die eigene sowie anderer Menschen Lebensdauer nach, aber sie wissen nicht, was sie damit anfangen sollen und wie sie es radikal ändern können. Es ist offensichtlich notwendig, die Wahrnehmung der Menschen in der Welt zu ändern. Das wiederum ändert den Raum, in dem die Menschen leben, und erschafft Objekte und Informationen, die der Mensch selbst oder andere Menschen brauchen. Diese Information erschließt in höherem Maß den Lebensraum des Menschen, sodass sie allen Menschen den Orientierungspunkt des Entwicklungsweges aller Menschen und der ganzen Menschheit erschließt. Und der Mensch selbst erschafft durch verschiedene materielle äußere Objekte einen informativen Impuls. Dieser Impuls baut das materiell-informative Objekt zu Ende auf - indem er sich widerspiegelt – und kehrt zu dem Menschen zurück, damit der Mensch seine Handlungen, seine Gedanken und sein Bewusstsein realisieren kann. Aus diesem Grund werden die technischen materiellen Objekte, die der Mensch vergessen hat oder sich entschieden hat, dass er diese Objekte nicht mehr in seinem Alltag braucht, sehr schnell veraltet oder unbrauchbar. Man kann vielen Objekten ansehen, wie sich die

© И.В. Арепьев, 2009

Information des Inneren eines Objektes gegen die äußere Wirkung des Menschen währt und versucht seine Form, seinen Nutzen und seine Gebräuchlichkeit zu bewahren. So eine Widersetzung, wenn man das überhaupt so sagen und verstehen kann, spiegelt sich im physischen Körper des Menschen wider und kommt zum Vorschein in der Form, die als Grundlage das hat, was der Mensch selbst in seinen Körper investiert hat.

Deswegen ist das Ziel dieses Buches sowie das Ziel und die Aufgabe meiner Vorlesungen, dem Menschen beizubringen, auf der geistigen Ebene zu regieren und zu erschaffen, weil vieles, was der Mensch auf der Grundlage seines Verstandes erschaffen hat, auch das Bewusstsein besitzt, da der Mensch seinen Verstand als eine Grundlage bei der Erschaffung des technischen Teils angelegt hat.

Stellen sie sich vor: sie legen eine Information an, die auf die Schaffung eines Objektes in der Umwelt gerichtet werden soll. Und dieses Objekt ist entstanden. Womit soll es im Einklang stehen? Es muss mit seinem Schöpfer im Einklang stehen, es muss ihm ähnlich sein, seinen Intellekt besitzen und den Anforderungen seines Verstandes entsprechen, sonst wird dieses Objekt aufgelöst und ein neues wird erschaffen. Ein Auto fährt, das Licht leuchtet, ein Flugzeug fliegt und ein Staubsauger saugt staub, und jeder von ihnen macht das, was der Mensch wünscht. Das ist die erste Stufe. Auf den nächsten Stufen gibt es andere Prozesse und andere Aufgaben. Und die Technologie der Entwicklung der Technik steigt auf eine andere Ebene der Hilfe – der Hilfe dem Menschen selbst. Hilfe auf der Ebene, wo der Umfang seines entwickelten Verstandes für eine vollständige Schaffung von einem Objekt nicht ausreicht, in dem Fall ist die Technik notwenig und unersetzbar.

Stellen sie sich ein Leben ohne Mobiltelefone oder Computer vor, ohne viele wichtige Steuerungssysteme, wie zum Beispiel das Navigationssystem, ohne Elektronik, Startsysteme, Ortungskontrollen und viele anderen. Man kann ohne Technik eines hohen Niveaus und hoher Klasse nicht auskommen. Und zwar nicht aus dem Grund, dass es einfach unmöglich ist, sondern aus dem Grund, dass es keine Fachleute dafür gibt. Sie werden nirgendwo ausgebildet, und die, die es schon gibt, sind hervorragend, wenn man sie braucht; und wenn nicht – dann sind sie wie Scharlatane. Derselbe Raum, dieselbe Information, dieselbe Betrachtungsweise und dasselbe Nichtsehen. Alles ist fast wie immer und das Ergebnis ist auch wie immer. Aber um die Wahrheit zu sagen, ist es nicht danach: die Technik eines solchen Niveaus ist wichtiger, notwendiger und interessanter als der Mensch – es ist nicht nötig zu denken.

Über die Seele des Menschen zu sprechen macht immer Arbeit. Das ist immer ein Weg und ein Wunsch, sich selbst, andere Menschen und die Welt zu erkennen, was

© И.В. Арепьев, 2009

wiederum eine andere Aufgabe ist, für die es eine andere Lösung gibt. Und die Rolle ist auch anders: da wo die Seele anwesend ist, arbeitet der Mensch selbst; da wo die Technik anwesend ist – arbeitet diese für den Menschen. Die Antwort ist einfach: der Mensch kann das wählen, was ihm am Herzen liegt. Die Wahl ist getroffen worden: die Technik entwickelt sich Schritt für Schritt, immer mehr Intellekt, immer mehr Möglichkeiten. Deswegen sollen Sie das wählen, was Ihnen am Herzen liegt. Es können nicht alle das verstehen, was Gott Adam und Eva aus der Bibel gesagt hat: du sollst keinen Apfel essen. Mit anderen Worten: du sollst das Wissen Gottes als dein Wissen akzeptieren, den Apfel gegessen zu haben bedeutet, das Wissen Gottes über die Welt und den Menschen nicht akzeptiert zu haben.

Eine Maschine steht auf einer bestimmten Etappe der bewussten Entwicklung - bezogen auf einige Positionen - auf einer höheren Ebene als der Mensch und kann im materiellen Leben mehr machen, aber das alles hat sie vom Menschen gelernt. Ob die Maschine die Aufforderung des Menschen, Gutes und nicht Böses zu tun, akzeptiert und ob sie diese Wahl versteht? Die Antwort ist offensichtlich, wie offensichtlich der Weg und die Aufgabe des Menschen sind: man soll das Wissen der Seele akzeptieren, indem man seine Rolle in der Schaffung von Technologien und technologischen Prozessen der Entwicklung verschiedener Technik verstanden hat. Ein Landarzt hat eine Diagnose aufgrund seines Verstandes, Wissens, gesunden Denkens und geschickter Hände gestellt. Ein Arzt heutzutage kann Blutprobenergebnisse oder eine Röntgen-, Tomografie- oder Ultraschalaufnahme nicht bewerten, kann richtige Diagnosen nicht stellen und das Wichtigste ist, er weiß nicht so richtig, wie er dem Menschen helfen kann, obwohl nur hundert Jahre vergangen sind. Was hat sich geändert? Ist die Technik besser geworden? Kommt sie an alle Stellen im Körper des Menschen heran? Ist der Mensch schlechter geworden? So was kann und darf nicht sein, aber es ist so. Der Mensch hat sein Wissen verloren und hat in seinem Raum – wie er denkt – eine neue Richtung erschaffen – Maschinen und Hilfstechnik, die ihn von allen Seiten umgeben. Und der Mensch hat sich selbst verloren und wurde öfter krank. Ich möchte die Technik keiner Kritik unterziehen, ich spreche von dem Menschen selbst, von seiner Zukunft und von dem Ergebnis, das nicht vorauszusagen ist.

Wenn wir unseren Lebensraum erschaffen, bekommen wir das Ergebnis, das wir erwartet haben – das Leben. Wenn wir einen Raum der hochtechnologischen Prozesse erschaffen, bekommen wir ein technisches und technologisches Wachstum und Mangel an Fachkräften, die diese Technik steuern sollen. Aus dem Grund, dass nicht jeder weiß wie das Wachstum weiter zu entwickeln ist und nicht jeder möchte das. Wenn wir uns ein Ziel setzen, reich zu werden – werden wir reich. Und was ist weiter? Vielleicht sollen wir uns ein Ziel setzen, den Mond oder die Sonne zu erreichen? Dann wird es so sein. Und was ist weiter? Ob der Mensch das alles braucht? Was kann wichtiger als die Entwicklung des Lebens sein? Obwohl viele sich darüber streiten werden, was das Leben ist und wie es entwickelt werden soll, wird dieses Ziel auch erreicht. Aber das Wichtigste ist, dass Leben erschaffen wird, und es zeigt die Richtigkeit der Entwicklung des Menschen und der Menschheit und ebenso die Richtung der Entwicklung des Raums aller Menschen.

Danke. 30.09.07

© И.В. Арепьев, 2009

KAPITEL XIX

© И.В. Арепьев, 2009

Die Seele des Menschen. Der innere und äußere Raum | Thema 169

Der innere Raum des Menschen ist das Licht seiner Seele in der Widerspiegelung seines Geistes.

Der *äußere Raum des Menschen* ist die Widerspiegelung des Lichtes der Seele des Menschen in der Widerspiegelung seines Geistes. Äußere Objekte, die der Mensch erschaffen hat und erschafft, tragen in sich den inneren Raum, nämlich den Raum, in dem der Mensch nah dran ist, das was er erschaffen hat, zu realisieren.

Das *Innere und das Äußere* haben *eine Quelle – die Seele,* und als *eine einheitliche Widerspiegelung – das Licht der Seele des Menschen,* in dem sich das Innere und Äußere durch das Bewusstsein und den Geist des Menschen im physischen Körper sowie in den physischen Handlungen des Menschen widerspiegeln. Die physische Handlung selbst spiegelt den Geist des Menschen wider, im Wesen dessen das Licht der Seele liegt.

Die *Widerspiegelung des geistigen Impulses* kommt zum Vorschein in der Umwelt als eine bewusste physische Handlung, deswegen die Handlung der Seele, des Geistes und des Verstandes miteinander immer verbunden sind. Und diese Verbindung ist das Licht der Seele des Menschen. Dort, wo das Licht des Menschen verloren geht, aufgelöst wird, verschwindet, reagiert manchmal das Bewusstsein des Menschen auf die innere und äußere Welt auf eine unklare Weise, die auch der Mensch selbst nicht immer versteht. In diesem Zustand reagiert der Mensch auf die Ereignisse in der Welt unter Berücksichtigung seiner Interessen, unter Berücksichtigung dessen, was er beruflich macht, welche Ziele er hat und welche Aufgaben er sich gestellt hat. Diese Aufgaben entsprechen nicht immer den Anforderungen der Entwicklung der ganzen Welt, da sie nicht die Interessen aller Menschen berücksichtigen.

Das *Interesse aller Menschen und eines jeden* ist das Licht der Seele.

Das *Licht der Seele des Menschen* ist die Verbindung zwischen dem Geist und dem Bewusstsein in der Widerspiegelung des Lebens jedes Menschen in der ganzen Welt. Aus diesem Grund, wenn der Mensch den äußeren Raum erschafft, richtet er sich meistens auf seinen inneren Zustand, nämlich auf den äußeren Raum, in dem die Verbindung zwischen dem Licht der Seele und dem Geist, der Seele und dem Verstand, der Seele, dem Geist und dem Verstand zu sehen ist. Alle äußeren Objekte, die sich rings um uns herum befinden und widergespiegelt sind, tragen in sich die Lichtverbindung der Seele, des Geistes und Verstandes, deswegen werden alle Objekte, die sich rings um uns her-

© И.В. Арепьев, 2009

um befinden, die wir oder andere Menschen erschaffen haben oder erschaffen, von uns aus der Sicht der Akzeptanz des materiellen oder physischen Informationsobjektes mit der Seele, dem Geist und Verstand wahrgenommen. Die Objekte, die durch die Widerspiegelung des Lichtes der Seele in unserem Alltag erschaffen worden sind, können nur manche Menschen sehen. Die Objekte, die durch die Widerspiegelung des Lichtes des Geistes in unserem Alltag erschaffen worden sind, werden selten zur Schau getragen, genauso so selten wird darüber gesprochen. Die Objekte, die durch die Widerspiegelung des Lichtes des Verstandes erschaffen worden sind, haben unterschiedliche aber bestimmte Preise, die man im Alltag bezahlen muss, um das Objekt zu kaufen.

Aus dem oben Gesagten resultieren ein tiefer Sinn und ein langes und kein einfaches Gespräch. Bereits in der näheren Zukunft werden wir die Möglichkeit haben, darüber zu sprechen.

Wenn man in kurzer Form über den Prozess der Genesung eines Menschen spricht, dann kann man aus dem oben Gesagten einen ganz einfachen Schluss ziehen: für die volle Regenerierung eines Menschen ist eine geistige Handlung nötig. Eine geistige Handlung mit der ganzen Information über den Menschen selbst in dem Impuls der Widerspiegelung des Geistes als das Licht der Seele. Und nur dann bekommt der Mensch das Ergebnis, das er in seinen Impuls hineingelegt hat, und den er bekommen möchte.

Die Rolle des Verstandes des Menschen, die Rolle der Widerspiegelung des Verstandes als der physische Körper des Menschen, die Rolle des Preises für die Regenerierung des Menschen ist sehr groß und unschätzbar, aber darüber werden wir nicht sprechen. Jedes Objekt – sowohl physisch als auch materiell – hat in seinem Inneren eine Lichtverbindung, in der die Seele das Licht in der Widerspiegelung des Geistes oder des Verstandes verstärkt. Je größer und heller das Licht ist – egal in welcher Richtung – desto mehr gibt es einerseits Unterschiede und andererseits – ist das ein oder andere Objekt, das vom Menschen geschaffen wurde, mehr ausgeprägt. Deswegen heißt der Tisch „der Tisch", der Schreiber – „der Schreiber"; ein Blatt Papier ist ein Blatt Papier und die Musik ist die Widerspiegelung dessen, was sich in einer ganz anderen Dimension befindet aber trotzdem zu dem Menschen gehört.

Die Fähigkeit, die Lichtverbindung und das Licht selbst zu sehen sowie die Fähigkeit, die Struktur, die Form und die Lichtmenge zu beeinflussen und zu verändern eröffnet vor dem Menschen eine neue Wissenschaft. Die Wissenschaft, durch die der Mensch nicht nur auf der Grundlage der Entwicklung seines Verstandes real erschaffen kann – jedes beliebige Informationsobjekt in jedem beliebigen Raum erschaffen, sondern auch dieses Objekt auf die Ebene der Materie - auf die physische Ebene - führen kann. Mit

© И.В. Арепьев, 2009

anderen Worten, das was der Mensch in seinen Gedanken erschafft, kann er ertasten und immer praktisch benutzen, dabei weiß der Mensch, dass das absolut sicher ist, dass der Anteil des Verstandes des Menschen an der Erschaffung des Objektes hundert Prozent ausmacht und dass für die Erschaffung von so einem Objekt man entweder bloß einen Moment oder viel Zeit braucht, dass für die Erschaffung von so einem Objekt der Mensch sehr viel innere Energie verbraucht hat, und dies wiederum die Entwicklung des inneren Raums des Menschen zeigt – des Raums der Seele, des Raums der ganzen Welt. In diesem Raum lebt jeder Mensch und es gibt keine Bedrohung für sein Leben, da alle Objekte, die es in dem Raum gibt und die dem Menschen in seinem Leben helfen, auf der Grundlage des menschlichen Verstandes erschaffen worden sind; des menschlichen Verstandes, in dem das Licht der Seele des Menschen die Quelle ist. Vieles, was von den Menschen erschaffen worden ist, hat einen ganz anderen Charakter als die innere Quelle seines Aufbaus.

Viele materielle Objekte tragen in ihrem Inneren sowie nach Außen hin die Zerstörungsaggression, da die Menschen, die sie erschaffen haben, diese Objekte mit ihrer Zerstörungsenergie aufgeladen haben. Aus diesem Grund zerstören diese von den bösen Menschen erschaffenen Objekte nicht nur den Außenraum des Menschen, sondern auch den inneren, ohne diese in einem praktischen Bereich anzuwenden. Sie lockern die Lichtverbindungen der Seele, des Geistes und Verstandes, verdecken oder transformieren diese, dadurch beeinflussen sie den inneren Zustand des Menschen, der wiederum die Gesundheit des Menschen entweder verbessern oder verschlechtern kann.

Alles, was uns umgibt, hat bestimmte Verbindungen, da es von dem Menschen erschaffen wurde und nicht immer für den Menschen selbst bestimmt ist und sich auf die Verbesserung der Gesundheit richtet. Deswegen soll der Mensch über seine Entwicklungs-, Ausbildungs- und Sicherheitssysteme nachdenken, aber auch über eine genauere und verständlichere Definition aller Objekte, die ihn umgeben. Und dadurch sich selbst sowie anderen Menschen das Wesen des Weges des Menschen und der ganzen Menschheit erschließen.

Danke. 01.10.07

© И.В. Арепьев, 2009

Die Seele des Menschen. Thema 170
Die Energie des inneren und äußeren
Raums des Menschen

Wenn wir über Energie gesprochen haben, haben wir viele Beispiele für ihre Verbreitung im Körper des Menschen, in den Zellen, Organen, im Aufbau des Weges des Menschen und in der Information aufgeführt. Wir haben über die Gesundheit des Menschen gesprochen, darüber, wie Energie entsteht und wofür der Mensch sie verwendet. Wir haben über die Ereignisse im Leben des Menschen und über seine finanzielle Lage gesprochen, die sich wie ein Maßstab der Bewertung von Handlungen und Verhalten in der Gesundheit des Menschen widerspiegelt.

Der technologische Teil dieses Themas ist für den Verstand des Menschen nicht sehr kompliziert, aber sehr vielfältig, da er sich ständig in Bewegung befindet. Sobald der Mensch in seinem Inneren seine Lebensaufgabe definiert hat, fängt er an, diese im Außenraum durch seine Handlungen zu realisieren. Durch die Handlungen, die er zunächst mit seiner Energie auffüllt und diese danach durch Taten erschließt. Die Übereinstimmung der inneren und äußeren Handlungen gibt dem Menschen die Möglichkeit, die aufgenommene Energie der beiden Räume in die entgegen laufenden Richtungen zu lenken. Dadurch entsteht im Inneren des Raums des Körpers des Menschen ein bestimmter Energieraum, der fähig ist, bei jeder Handlung des Menschen intensiver und größer zu werden. Dieser Raum spiegelt immer in seinem Inneren die Quelle des Lichts, nämlich die Seele des Menschen, wider, dadurch spiegelt er im Zentrum des Energieraums das Licht der Seele wider, das wiederum das Wissen über den Menschen und die Welt widerspiegelt. So ein Energieraum im Inneren des Menschen zeigt nicht nur den Weg – wenn man so sagen darf – der selbständigen und freien Entwicklung des Menschen, der fähig ist, verschiedene Aufgaben der Rettung der Menschen zu lösen, sondern auch das Beispiel der harmonischen und sicheren Entwicklung des Menschen darstellt. Ich wiederhole – der freien Entwicklung des Menschen.

Jeder Mensch hat in seinem Alltag Beziehungen zu verschiedenen Menschen, Beziehungen, die seitdem es die Welt gibt, existieren: verwandtschaftliche Beziehungen, persönliche, geschäftliche Beziehungen, Beziehungen aus Not und zwischenmenschliche Beziehungen. Eine Beziehung ähnelt einem Nachfolgegeschäft: ein Mensch gibt einem anderen das, was ihm gehört in der Hoffnung, das was ihm gehört – was er einem anderen übergeben hat - irgendwann zurückzubekommen. Wenn man die zwischenmensch-

© И.В. Арепьев, 2009

lichen Beziehungen näher betrachtet, dann wird man sehen, dass sich die Menschen über unterschiedliche Themen unterhalten; dabei wird dem Gespräch ein Sinn durch die benötigte Information verliehen, die Information, die nur auf eine Art und Weise erläutert und übertragen wird – durch die Energie des Menschen.

Der Mensch kann eine Information aufnehmen oder nicht aufnehmen, genauso kann er Gebrauch von dieser Information machen oder auch nicht. Aber die Energie, die diese Information überträgt, bleibt immer bei dem Menschen, egal ob er die Information aufgenommen hat oder nicht. Aber oft schenkt man der Energie keine Aufmerksamkeit. Aus unverständlichen Gründen beachten die Menschen nur die erlangte Information und dann richten sie sich nach dieser Information bei ihren Handlungen, ohne darüber nachzudenken, warum diese Information von einem Menschen an andere Menschen übertragen worden ist. Deswegen kommt es dazu, dass sich viele Menschen mit dem einen oder anderen Menschen nicht treffen möchten, weil er eine schwere Information hat, oder dunkle, oder negative oder komplizierte Information. Aber in Wirklichkeit ist die Formel sehr einfach.

Eine *Information* ist ein bestimmtes Wahrnehmungsbild des Menschen. Abhängig von diesem Wahrnehmungsbild kann der Mensch jede beliebige Information ändern, dabei ändert er nicht nur die Information sondern auch ihre Form und ihre Wirkungskraft. Und was soll der Mensch mit der Energie machen, mit der Energie, die ihm diese Information geliefert hat und sich jetzt in seinem Raum befindet? Darüber hinaus hat der Mensch diese Information nicht aufgenommen, hat sie zurückgewiesen, aber die Information ist bei ihm geblieben. Deswegen kann der Mensch, wenn er sich eine Aufgabe stellt, einen jeden und alle zu retten und ihnen zu helfen, ein positives Ergebnis in jedem Bereich, den er selbst gewählt hat, bekommen. Dies geschieht dadurch, dass der Mensch die Energie des inneren und äußeren Raums einander entgegen steuert, was wiederum einen Energieraum im Rahmen seines Raums, seines physischen Körpers, in seinem Inneren schafft. Dieser Energieraum wird sowohl den Körper regenerieren als auch dem Menschen selbst eine Möglichkeit geben, anderen Menschen zu helfen. Darüber hinaus, gibt die Möglichkeit, frei, ruhig, vernünftig zu sein und den Sinn der Frage sowie den Sinn der Antwort zu verstehen. Dieser Energieraum regeneriert nicht nur den Körper des Menschen und gibt ihm die Möglichkeit, anderen zu helfen und ist nicht nur eine mächtige und – ich unterstreiche – endlose Energiequelle des Menschen und der Welt, sondern auch, seltsamerweise, genauso eine mächtige und endlose Quelle des Schutzes des Menschen, da der Energieraum im Inneren des Menschen, der das Licht der Seele des Menschen beinhaltet, nur die positive und schöpferische Energie und Information hinein

© И.В. Арспьев, 2009

und hindurch lässt und nur in einem bestimmten Abstand. Das Licht transformiert jede negative Wirkung durch die Widerspiegelung der Energie des Menschen. Aus diesem Grund ist die Entwicklung und Praxis der Anwendung dieser Technologie und Methode sehr effektiv und wirkungsvoll, da wir in unserem Alltag oft auf Aggression, negative Information und Terrorismus stoßen. Der Terrorismus selbst ist eine Verbindung der Aggression und negativer Information an der Stelle, an der sich sehr schwere oder sogar tödliche Energie des Menschen widerspiegelt. Um diesem widerstehen zu können, kann man mit den Menschen kämpfen, die aus verschiedenen Gründen diesen Weg der Entwicklung gewählt haben und andere Menschen zur Gewalt und in die Sackgasse der zwischenmenschlichen Beziehungen führen. Wie soll man diesen Handlungen der Menschen Widerstand leisten, wenn sie und ihr Wissen eine Negation des Menschenlebens und der Welt sind?

Sobald die Menschen, die so eine Methode der Schulung und Diagnostik sowie die Handlungen für die Rettung der Welt und des Menschen akzeptiert haben, an verschiedenen Orten auftreten, dort ein normales Leben führen und anderen helfen, wird ihr Energieraum bestimmte und große Menschensiedlungen beeinflussen. Dabei erschließt er durch diese Energie das Licht der Seele des Menschen der Welt der Rettung entgegen. Dadurch geschieht die Transformation der schweren Energie – so werden wir sie nennen – und es erscheinen keine Gründe für die Entstehung negativer Information und somit einer negativen Wirkung. Darüber hinaus wird es unmöglich sein, einen Menschen so zu beeinflussen, dass er in seinem Leben den Weg der Zerstörung wählt, unmöglich auf Grund der mächtigen energetischen Wirkung auf so eine Information der Energie des Menschen, der Energie, über die wir sprechen. Diese Energie des Menschen zeigt den sicheren Weg der Entwicklung, und das ist das Wichtigste, was die Menschen erreichen möchten und dem sie viel Zeit widmen. Das und die reale Lösung solcher Aufgaben. In jedem Fall wird es genug Zeit und Energie geben, um so eine Aufgabe zu stellen und sie zu lösen.

Danke. 02.10.07

Thema 171 | Die Seele des Menschen. Die Energie und Information

In den vorherigen Themen haben wir über den inneren und äußeren Raum des Menschen gesprochen, über die Energie im Inneren des Menschen und rings um ihn herum, darüber dass wenn der Mensch einen Weg aufbaut, auf dem er andere Menschen rettet und die Information über das Ergebnis der Rettung sowie die Energie dieses Weges auf den Raum lenkt, aus dem die Seele kommt und in dem sie sich befindet und in dem die Energie und Information entstanden sind, dann entsteht im Inneren dieses Menschen so ein Raum, der die Energie des Menschen im Raum des Lichtes der Seele ständig erschafft und regeneriert. Die Energie, die der Mensch für den Aufbau dieses Weges sowie für die Rettung der Menschen braucht. Wenn endlose Energie entsteht, dann gibt es dieselbe Energie, wie früher erwähnt, auch im Außenraum der Menschen, dabei ist die Information über die Rettung aller Menschen die Energie des Raums. Wenn man sich fragt, woher diese Energie kommt und wie sie entstanden ist, dann sollte man den grundlegenden Punkt der Erschaffung der Welt und des Menschen von Gott berücksichtigen.

Der Plan Gottes ist immer die Rettung jedes Menschen und seine Entwicklung. Das *Licht der Seele* ist der Weg des Menschen. Der *Weg des Menschen* ist die Energie. Die *Handlung des Menschen* ist die Technologie der Rettung auf dem Weg aller Menschen. Mit anderen Worten, der Plan Gottes spiegelt sich in der Rettung der Seele und des Körpers jedes Menschen wider. Wenn wir diese Information betrachten, betrachten wir das Wissen Gottes über unsere Rettung. Wenn wir das Wissen Gottes akzeptieren, akzeptieren wir unsere Rettung, wie auch unseren Weg, unsere Seele und das Wissen, das unsere Seele in sich trägt. Und in diesem Wissen sehen wir die Rettung unseres physischen Körpers sowie seine Weiterentwicklung, dadurch sehen wir uns frei, frei von dem Unwissen, das wir aus unverständlichen Gründen akzeptiert haben und nicht loslassen wollen und somit wollen wir den Menschen und die Welt rings um uns herum sowie uns selbst nicht sehen und kennen. Daraus kann man schließen, dass die Aufgabe des Menschen nach dem Plan Gottes die Rettung ist. Die Rettung nicht nur der Seele sondern auch des Körpers, die Rettung nicht nur von dem Unwissen sondern auch von dem Unwillen des Menschen, die Welt und sich selbst zu sehen und zu erkennen. Wenn der Mensch seinen Geist nicht kennt, glaubt er nicht an Gott. Das Nichtglauben an Gott hat die Menschheit zu dem Weg geführt, auf dem wir uns heutzutage befinden. Das Verstehen der Energie in seinem Inneren sowie die Akzeptanz des Plans und des Wissens Gottes gibt jedem Menschen die Möglichkeit, den Weg der Rettung von allen aufzubauen. Auf diesem Weg sieht jeder Mensch seinen Weg der gemeinsamen Entwicklung, aber auch seinen persönlichen Entwicklungsweg. Das Sehen, Verstehen und die Akzeptanz der Entwicklung aller Menschen in der Welt gibt jedem Menschen die endlose Entwicklung im Raum der Ewigkeit, dort, wo der Mensch das Wissen Gottes über die Rettung nicht nur gesehen, sondern auch akzeptiert hat; das Wissen, in dem er nicht nur seine persönliche Weiter-

© И.В. Арепьев, 2009

entwicklung gesehen hat, sondern sich auch daran aktiv beteiligt hat.

Die sich ewig entwickelnde *Energie im Inneren des Menschen,* unterstützt vom Wissen Gottes als die Grundlage der Erschaffung von einem Menschen, *spiegelt* nicht nur *die Information über den Menschen, seinen Weg und die Welt wider,* sondern *gibt* auch *dem Menschen die Möglichkeit, nach dem Plan Gottes ewig zu leben.* Gott ist ewig und erschafft nur das Ewige. Der Mensch wird, wenn er das Ewige – das Wissen Gottes – und Gott akzeptiert hat, zum aktiven Teilnehmer der Schöpfung, aber zunächst stellt er die Widerspiegelung von der Ewigkeit in der Welt dar. Die *Ewigkeit selbst ist das Wissen Gottes,* und somit wird der Mensch ewig leben, wenn er das Wissen Gottes versteht, akzeptiert und widerspiegelt. In diesem Fall ist die Ewigkeit des Menschen das ewige Wissen Gottes, das Wissen, das nie stehen bleibt, und den Weg durch immer wieder neue Entdeckungen widerspiegelt, Entdeckungen vom Licht des Wissens in der Seele des Menschen.

Sobald der Mensch in seinem Inneren, in seiner Seele die Quelle des Wissens Gottes entdeckt hat, ist er fähig, zu erschaffen; fähig, alles und immer zu erschaffen, fähig, das Ewige zu schöpfen, aus diesem Grund wird er immer und überall ewig sein. Die Ewigkeit in dem Verstand und physischen Körper des Menschen genauso wie die Realität in seinem Inneren und ringsum sind das Wissen Gottes. Gott hat uns alles in unserem Leben gegeben, wir müssen bloß richtig erkennen können, was uns von Gott gegeben worden ist. Um das sehen zu können, muss man glauben können; um glauben zu können, muss man einen Geist haben. Derjenige, der geistig ist, kann Gott sehen, da Gott den Menschen mit dem Geist beschenkt. Derjenige, der Gott sehen kann, hat das Wissen Gottes in seinem Geist, er lebt ewig und erschafft so, wie Gott erschafft, da er den Plan Gottes für die Erschaffung der Welt sehen kann, der Welt, in der der Mensch so wie Gott die Welt erschafft.

Danke. 08.10.07

Thema 172 | Die Seele des Menschen. Der innere Impuls

Wenn wir über die Seele des Menschen sprechen, sprechen wir über das Wissen, das die ganze Welt und die Weiterentwicklung des Menschen widerspiegelt. Dieses Wissen befindet sich in der Seele. Demzufolge kann man das Wissen im Außenraum als die Einstellung des Menschen sowie den Aufbau seines Weges entwickeln. Der *Standpunkt des Menschen* – die Menschen zu retten und ihnen zu helfen – ist immer und überall verständlich aus der Sicht der Menschen, die die erforderliche Hilfe akzeptieren. Wenn dabei seine Rolle oder sein Verhalten verstanden wird, weist es darauf hin, dass der Mensch seine moralischen Eigenschaften – die Eigenschaften seiner Seele – zeigt.

Wenn der Mensch den Weg der Rettung, den Weg der Hilfe allen Menschen gegenüber aufbaut, stellt sich die Aufgabe, die Menschen zu retten, somit realisiert er die praktische Aufgabe – die Rettung von allen. Die Rettung an sich in jeder Form – in verbaler Form, die erschaffene Rettung, die von dem Menschen realisierte und wie eine reale Rettung eines anderen Menschen – erschließt den Sinn des Wissens Gottes. Der Sinn dieses Wissens ist die Seele jedes Menschen. Was macht der Mensch, wenn er darüber nachdenkt und sich solche Aufgaben stellt? Der Mensch erschafft in seinem Inneren den Impuls, der immer und überall auf die Hilfe für jeden Menschen gerichtet ist. Seinen *inneren Impuls* füllt der Mensch mit seiner ganzen Energie, seinem ganzen Wissen und dem Licht seiner Seele auf, um einem anderen Menschen zu helfen, seine Aufgabe zu erfüllen – die Welt zu sehen und zu verstehen. Und das ist das Zeichen dafür, dass der Mensch alles was er hat und weiß in seinem Inneren einsammelt und formt und dass er ehrlich ist und reine Absichten hat.

Die Wahrheit liegt in der Rettung. Und derjenige, der durch seine Handlungen so einen Weg aufbaut, ist aufrichtig vor Gott und ehrlich den Menschen gegenüber, denen er hilft. Es ist wünschenswert, dass auch die Menschen, denen geholfen wird, ehrlich sind, um das Licht der Seele, das Wissen und die Energie des Menschen aufnehmen zu können und diese in der Seele zu erschließen - als eine reale ihnen geleistete Hilfe in der schwierigen Zeit. Welche Zeit ist die schwierigste für einen Menschen? Das ist die Zeit, wenn der Mensch allein ist und nicht nur die Welt und andere Menschen, sondern auch sich selbst verstößt und dabei das Licht seiner Seele vergisst, das Wissen und den Weg verliert, und mit dem Weg – die Energie als die Grundlage der Fortbewegung. Deswegen erschließt derjenige, der den Weg der Rettung aller Menschen, den Weg der Entwicklung einer freien Persönlichkeit wählt, in seinem Inneren die ganze Welt und alle Menschen, die ihm begegnet sind und begegnen werden, und die, die in der Welt leben.

Der Mensch wird sicher den Menschen begegnen, die seine Wahl nicht verstehen. Ihr Nichtverstehen liegt in ihrem Unwissen der Grundlagen der Erschaffung des Menschen und der Welt, der Grundlagen der Erschaffung der Seele jedes Menschen und des Wissens über die Seele, der Grundlagen der Erschaffung und des Verstehens des Lichtes. Des Lichtes, in dem jeder Mensch lebt und wodurch er die Welt, das Leben, andere Menschen und sich selbst sieht. Er sieht alles, was er in dieser Welt hat und haben wird.

© И.В. Арепьев, 2009

Viele Menschen, die in ihrem Inneren so einen Impuls entwickeln, entwickeln dadurch einen bestimmten Raum in ihrer Seele. Und in diesem Raum entwickeln sie solche „Schnelleigenschaften" des Erkennens der Welt und des Menschen, dass diese fähig sind, den Raum der Seele des Menschen zu erweitern. Das ist immer richtig, das ist immer genau und notwendig. Aber in dieser Notwendigkeit, mit der der Mensch lebt und durch das Leben geht, müssen die Interessen und Aufgaben anderer Menschen in dem Aufbau des gleichen Lebens auch berücksichtigt werden.

Der Mensch, der viele spezifische Techniken und Technologien nicht sieht und nicht kennt, kann auf eine merkwürdige Weise reagieren, indem er im Alltag auf die Lösung vieler Aufgaben verzichtet. Er verzichtet auf viele Wege, viele Treffen, verzichtet in seinem Inneren, möchte nichts von den Ereignissen im Leben anderer Menschen wissen. Somit verzichtet der Mensch darauf – meistens ist er sich dabei dessen nicht bewusst, was er tut – viele Richtungen, in denen er sich mit anderen Menschen unterhält, mit seiner Seele zu akzeptieren. In bin nicht der Meinung, dass dies den Menschen zu einem vollen und umfangreichen Erkennen der Welt sowie der Beziehungen mit anderen Menschen führt. Dies kann aber dazu führen, dass sich der innere Impuls in der Umwelt nicht öffnet, das heißt in der Aufgabe des Menschen, gut zu leben. Aber was heißt es gut zu leben? Heißt es, all das, was uns in unserem Leben gegeben wird zu akzeptieren und anzunehmen? Und „all das" ist das Verstehen des Menschen? Was ist in Wirklichkeit der innere Impuls des Menschen in seiner Seele? Der Impuls, in den der Mensch alles hineingelegt hat: das Licht des Wissens und seine Energie. Die Energie, die er braucht und die für ihn sehr nützlich ist. Was ist der Impuls der Seele des Menschen, der alles beinhaltet? So ein *Impuls ist der Geist des Menschen*. Und den Geist des Menschen gibt es in jedem Menschen, überall und in der ganzen Welt.

Wenn wir einem anderen Menschen helfen wollen, sind wir darauf aus, unseren Geist wider zu spiegeln, und durch unseren Geist retten wir alle sowie uns selbst. Wenn wir in unserer Seele einen bestimmten Raum entwickeln, in dem wir unseren Geist widerspiegeln, müssen wir wissen, dass sich in jeder Seelenzelle derselbe Geist befindet, aber womöglich entwickelt sich die Seele in eine andere Richtung, und mit der Seele auch der Mensch selbst.

Wenn wir uns eine bestimmte Aufgabe stellen, sollen wir nicht vergessen, dass die Seele des Menschen die ganze Welt ist. Und wir sollen nicht vergessen, dass es verschiedene Entwicklungsrichtungen der Seele gibt und wegen einer Richtung auf eine andere nicht verzichten, da wir dadurch auf einen Teil von uns selbst verzichten, oder einen Teil der Welt oder der Menschen, die wir nicht kennen. Der Mensch ist in seiner Entdeckung

© И.В. Арепьев, 2009

durch die Welt, die Seele, durch einen Menschen und Gott widergespiegelt. Wie kann sich der Mensch harmonisch entwickeln und alles sehen und verstehen, wenn er darauf verzichtet, was er ist? Wie kann man auf das Leben verzichten, wenn das Leben die Grundlage des Menschen ist? Und wenn jemand doch darauf verzichtet, ist er sich seiner Worte und Handlungen voll bewusst? Ist er sich bewusst, dass er dann Gott, die Welt und die Menschen kaum sehen und verstehen kann?

Der innere Impuls des Menschen wird immer der Impuls der Rettung sein. So ein Impuls ist für jeden Menschen erforderlich und notwendig. Und die Aufgabe des Menschen heutzutage ist es, zu versuchen, die Welt zu sehen, die Welt, die sich unter der Einwirkung vom Menschen selbst verändert; das Realbild des Lebens zu sehen, des Lebens, an dem der Mensch teilnimmt oder nicht; ein grenzloses Bild der Diskussionen der Menschen zu sehen, auf dem sie glücklich bis zur Rente leben; die Realität zu sehen, die Realität die wirklich existiert, und dabei zu verstehen, wer diese Realität erschaffen hat. Und dabei aufs Neue versuchen zu verstehen, dass jeder Mensch in dieser Realität lebt.

Der Impuls des Menschen ist der Geist, und der geistige Impuls ist die Welt und der Frieden für alle Menschen, und so soll es bleiben und nicht anders!

Das Leben des Menschen ist das Leben, also lassen wir es das Leben sein und nichts anderes!

Der Mensch ist einem anderen Menschen ein Freund, kein Feind, also soll jeder auch weiterhin ein Freund für alle sein, kein Feind!

Gott ist Gott, Gott ist der Schöpfer jedes Menschen, also lasst uns auf Ihn hören und dabei lernen, einander zuzuhören!

Die Rettung des Menschen ist die Rettung aller. Die Rettung aller ist die Rettung eines jeden, also soll jeder die Rettung, die ihm gegeben wird, verstehen und akzeptieren!

Jeder Mensch hat die Wahl und den Willen, lange zu diskutieren und sich Zeit lassen, um zu verstehen, was die Rettung ist, was sie darstellt, ob er sie zurzeit braucht, ob man sie auf Vorrat legen kann, ob man dabei Schlange stehen muss und solange man Schlange steht, kann man überlegen, ob man zu Hause Platz für die Rettung hat und ob die Rettung den Menschen daran hindern wird, seine wichtigen Angelegenheiten zu erledigen.

Die Rettung des Menschen ist der Geist, der in der Seele des Menschen alles in sich aufnimmt und immer bereit ist, dem Menschen tatsächlich zu helfen.

Die Rettung ist die Welt aller Menschen, die Welt in der alle Menschen durch die von Gott gegebene Rettung vereint sind.

Die Rettung ist nicht nur ein Wort oder ein Laut, *die Rettung ist das Licht jedes Men-*

schen. Und derjenige, der dieses Licht in seinem Leben findet und es in sich erschließt, wird zum Licht der Rettung aller Menschen. Und derjenige, der dieses Licht aus verschiedenen Gründen verliert, egal was für Gründe das sind, verdient Mitleid, weil er das Wichtigste im Leben verloren hat.

Wenn wir jedem Menschen die Rettung wünschen, wünschen wir das Licht, das Gute und die Liebe. Wenn wir einem Menschen das Licht in seinem Leben wünschen, wünschen wir jedem Menschen die Rettung durch unsere Liebe, Gütigkeit und Frieden. Und diese Worte, die in sich das Licht der Seele des Menschen tragen, gehen mit uns durch alle Zeiten mit und erreichen jeden Menschen als die Rettung seiner Seele. Dann kann dieser Text – als ein geistiger Impuls des Menschen - verstanden werden. Und er wird an alle, die das LICHT der RETTUNG haben, weitergegeben werden, und mit diesem LICHT – auch die RETTUNG des MENSCHEN.

Danke. 09.10.07

Die Seele des Menschen ist die Welt Gottes | Thema 173

In vielen Themen, eigentlich in allen Büchern, sprechen wir über die Seele des Menschen. Wir sprechen darüber, dass die Seele des Menschen aus Zellen besteht und es so viele Zellen gibt, wie viele es Menschen in der Welt gibt. Somit sprechen wir darüber, dass alle einander gleich sind und unter Berücksichtigung dieser Gleichheit stellen wir uns und anderen Menschen einfache und verständliche Aufgaben. Wir stellen die Aufgaben, die Zerstörung und Vernichtung, die der Mensch nicht nur in die Welt bringt sondern auch aus Unwissen schafft, zu transformieren. Wir sprechen über das Licht und das Wissen der Seele, sprechen darüber, dass das Licht das Wissen der Seele ist und das Wissen der Seele das Licht ist. Wir sprechen darüber, dass die Seele die ganze Welt ist, die Welt des Menschen, in der alle Menschen auf der Grundlage des Lichtes des Wissens der Seele einander gleich sind – früher, jetzt und in allen Zeiten. Wir sprechen über die Seele, die die Welt ist, die mit ihrem Licht den Weg jedes Menschen beleuchtet, den Weg, den derjenige geht, den Weg, auf dem der Mensch das Wissen sieht, versteht und akzeptiert.

Wenn die Seele des Menschen die Welt ist, dann kann man die Seele und die Welt nicht vernichten, da die Welt ringsum und die Menschen in der Welt wir selbst sind. Es sind unsere Seelen, das Licht, das uns das Wissen unserer Seelen erschließt, der Seelen, in denen wir erschaffen wie Gott erschafft. Wenn wir alle oder einer von uns diesen Weg geht, dann können wir wissen – und wissen bereits - dass die Welt und die Menschen gerettet sind. Die Rettung existiert, aber wissen wir davon? Was ist, wenn wir davon doch nichts wissen? Dann liegt der Grund in uns selbst, in unserem Unwissen, und unser Unwissen entsteht aus unserem Unwillen. Sobald wir dies verstanden haben, können wir den klaren Weg sehen, den wir alle gehen und der uns zu Gott führt. Auf dem Weg zu Gott können wir die Welt, uns selbst und alle Menschen, die in der Welt leben, sehen. Und wenn wir es gelernt haben, in unsere Seele hinein zu gucken und sie zu sehen, dann können wir hinter vielen Zellen, hinter vielen und allen Menschen das Licht sehen, ein sehr helles Licht. In diesem Licht sehen wir dann das Wissen über die Welt und den Menschen, das Wissen über alle Lebewesen, wir sehen die Welt, wir sehen alles auf einmal. Sobald wir all das gesehen haben, sehen wir Gott. Jemand sieht Gott bei ihm, jemand – in Gott, jemand – ringsum Ihn herum, und jemand sieht sich selbst mit Gott. Alle, die das sehen, haben Recht, da sie sehr genau sehen, aber es ist wünschenswert für uns alle, die Einheitlichkeit Gottes zu sehen, die Einheitlichkeit unserer Seele zu sehen.

Unsere Seele hat eine einheitliche Struktur und der Grund dafür liegt in der Einheitlichkeit Gottes, der Einheitlichkeit seiner Gestalt. Die einheitliche Seele öffnet sich durch das Wissen und das Licht Gottes, das heißt durch den Geist im physischen Körper, und dadurch öffnet sie uns die ganze Welt. Wenn man seine Seele als ein außenstehender Beobachter betrachtet, das heißt aus einer anderen Sicht, dann kann man seine Seele bei Gott sehen, Gott der über das Leben und die Welt mit jedem Menschen spricht. Seine Worte sind sein Geist, der die Seele jedes Menschen berührt. Und die Seele erinnert sich an das Wissen Gottes oder erschließt dieses in ihrem Inneren und spiegelt es durch das Bewusstsein des physischen Körpers und der menschlichen Persönlichkeit wider. Als ob der Mensch persönlich mit Gott spricht. Er hört ihm zu und erschafft und versteht dabei, was Gott jedem Menschen und ihm persönlich sagt.

Der Mensch selbst zeigt sich der Welt als der Mensch, der regiert, erschafft und widerspiegelt, spiegelt all das wider, was Gott jedem Menschen und allen sagt. Wenn jeder von uns in seiner Seele das Wissen und in der Welt das Neue erschließt, erschließt er in Wirklichkeit in seinem Inneren das Wort Gottes. Wenn jeder von uns seinen Weg geht und auf diesem Weg harmonische und klare Verhältnisse aufbaut, spiegelt er durch die Erschaffung den Plan Gottes - das Leben des Menschen - wider. Die Seele von jedem von uns befindet sich immer bei Gott, das bedeutet, dass wir uns alle bei Gott befinden. Aber nicht jeder von uns denkt daran und der Grund dafür liegt wieder im Unwissen und Unwillen, zu zuhören und zu helfen und somit die Welt und den Menschen zu retten.

© И.В. Арепьев, 2009

Sobald der Mensch an sich selbst denkt und somit sich in seinem Inneren an das Bild Gottes erinnert, erinnert er sich an seinen Weg, an seine Bestimmung, an seine Aufgabe, mit der er auf diese Welt gekommen ist und dabei Gott gebeten hat, in seine Richtung zu schauen. Ob viele von uns zu schnell wichtig werden? Genauso wie die, die diese Menschen wählen und auf ein Podest stellen und dabei aber die anderen Menschen und somit auch Gott vergessen?

Gott, die Welt und der Mensch sind das Wissen und die Handlung von Gott selbst in Gottes Seele. Die *Handlung der Seele des Menschen* ist die Handlung aller Menschen in der Welt. Die *Handlung des Menschen in der Welt* stimmt dann mit der Handlung Gottes überein, wenn der Mensch rettet und erschafft. Die *Handlung aller Menschen* stimmt dann mit der Handlung Gottes überein, wenn alle Menschen Leben erschaffen.

Danke. 10.10.07

Die Seele des Menschen ist die Welt Gottes. Teil II | Thema 174

Dieses Thema hat so eine Bezeichnung, weil ich viele Aspekte der Entwicklung des Menschen und seiner Seele als eine Richtung des Entwicklungsweges aller und eines jeden erschließen möchte. Deswegen wird das Wissen in diesem Thema in Blocks erschlossen werden, diese werden in einem Block vereint und in der Form werden sie den Weg des Menschen erschließen, den Weg des Menschen in der Welt durch die Entwicklung des Lebens durch die Handlung jedes Menschen.

Der Raum um den Menschen herum wird wie ein Kubus betrachtet, ich möchte es in eine kanonische Struktur umwandeln – die Struktur einer Sphäre. Dafür muss man, die Zeit steuern können. Derjenige, der die Zeit steuern kann, befindet sich bereits außerhalb des Kubik- oder Dreidimensionsraums. Wenn der Mensch sich außerhalb der Grenzen dieses Raums befindet, muss ihm klar sein, dass er die Möglichkeit hat, solche Koordinaten wie Breite, Länge und Höhe zu steuern. Wenn der Mensch sie steuern kann, dann kann er den Raum selbst auch verändern und somit die oben genannten Koordinaten, dadurch ändert der Mensch die Zeit. Dabei muss man berücksichtigen, dass durch diese Veränderung der Mensch solche Strukturen wie Information, Energie und Licht unmittelbar beeinflusst – das heißt auch verändert. All das weist auf die Veränderung der Realität des Menschen von einem Menschen. Aus diesem Grund, wenn wir so ein Element und eine Grundlage wie die Sphäre aufbauen, haben wir im Inneren der Sphäre

© И.В. Арепьев, 2009

eine Realität, die wiederum aus Mechanismen der Schaffung und Transformation wie Breite, Länge, Höhe und Tiefe besteht. Ein Raum mit einer sich ändernden Richtung der Zeitbewegung, und dadurch auch der Vergangenheit, Gegenwart und Zukunft.

Wir betrachten und bauen ebenso solche Strukturen auf wie Energie, Information und Licht, was voll und ganz auf die Handlung der einheitlichen Struktur in der Welt weist, der Struktur, die Verstand, Geist und Seele hat, was auf den Menschen deutet. Wenn der Mensch selbst die Ebene der Arbeit der Seele erreicht hat, kann er die Strukturen des Geistes und Verstandes steuern. Somit steuert er all das, was es in der Welt gibt. Die Seele jedes Menschen kann nicht nur die Welt beeinflussen – in dem Sinne der Transformation der notwendigen Strukturen der Realität – sondern auch die Welt erschaffen, die Welt, in der der Mensch lebt. Wir alle leben in dieser Welt.

Um die Welt aller Menschen zu erschaffen und zu beeinflussen, muss man die Quelle des Lebens und der Schöpfung haben. Diese Quelle erschafft und spiegelt das Licht, die Welt, das Leben und den Menschen wider. Diese Quelle muss ewig, unzerstörbar und klar bleiben, muss eine ewige Quelle des Lebens, der Schöpfung der Welt und des Menschen bleiben. Und diese Quelle im Leben aller Menschen in der Welt ist Gott. *Gott, der ewig ist, Gott, der das Ewige erschafft. Das Licht, das es in ihm und ringsumher gibt, ist die Ewigkeit und dieses Licht – wie auch sein Schöpfer – wächst immer, da sich Gott selbst immer entwickelt.*

Die Grenze des Lichtes, das ewig wächst und sich ausbreitet, ist die Welt aller Menschen. In dieser Welt leben alle und jeder Mensch – die Seele jedes Menschen - nimmt das Licht Gottes auf, somit erschafft und spiegelt sie den Körper des Menschen wider - durch seine Persönlichkeit. Die Persönlichkeit jedes Menschen ist individuell, durch ihre Handlungen spiegelt sie ihre Welt in der Welt aller Menschen wider, durch Handlungen, die auf die Erschaffung des Weges der ewigen Entwicklung sowie Entwicklung von sich selbst gerichtet sind.

Was muss man tun, um sich ewig entwickeln zu können? Offensichtlich muss man das ewige und endlose Licht Gottes mit seiner Seele sehen und akzeptieren können.

Was ist das Licht Gottes aus der Sicht eines Menschen? Das ist von Grund auf das wahre Wissen, da Gott die Quelle von allem ist. Dann sind die *Handlungen Gottes* – aus der Sicht des Menschen – *das Licht, die Welt, der Mensch und sein Leben,* alles was der Mensch ist und was ihn und andere Menschen umgibt.

Welche Aufgabe wählt dann der Mensch, der die Handlungen Gottes verstehen kann, für sich selbst und andere Menschen? Jeder Mensch wählt das Leben und seine ewige Weiterentwicklung, und im Leben wählt jeder eine Aufgabe, die der von seinem Schöp-

© И.В. Арепьев, 2009

fer ähnlich ist. Und der Schöpfer ist ewig und erschafft nur das Ewige. Der Mensch ist in dem Bilde und nach dem Gleichnis Gottes erschaffen worden, das bedeutet, dass sich in seinem Inneren, in der Seele genauso wie im Körper und rings um den Menschen herum, in seiner Aufgabe immer die Grundlage der Ewigkeit befindet; egal wohin der Mensch geht und was er macht. Dann ist die primäre *Aufgabe jedes Menschen,* sich selbst zu verstehen, sich in der Welt zu finden, andere Menschen zu verstehen. Und auf dieser Ebene soll er die Aufgabe erfüllen, die Aufgabe, die er hat und die er als sein Leben sowie das Leben anderer Menschen realisieren kann - die Aufgabe, sich *ewig weiter zu entwickeln.*

Unter der ewigen Entwicklung versteht man die Harmonie der Seele, des Körpers, der Welt, des Verstandes und der Wahrnehmung von anderen Menschen. *Die ewige Entwicklung öffnet den Weg der Erschaffung und Schöpfung.* Auf diesem Weg gibt es keine Zerstörung, keine Vernichtung, keinen Platz für Konflikte und Katastrophen, die die Menschen bisher aus Unwissen erschaffen haben. Unter der Ewigkeit versteht man die Vereinigung mit Gott. Ist das nicht die Aufgabe des Menschen im Leben und in der Welt? Was kann wichtiger sein, als das Treffen des Menschen mit Gott? Wohin kann der Mensch gehen und was kann er entwickeln und dabei seine Sichtweise vielen Prozessen in der Welt verleihen, wenn Gott die Quelle von allem ist – vom Leben, von der Welt und vom Menschen? Was versteht der Mensch unter dem Wort, der Handlung und der Steuerung, wenn er die Ewigkeit des Menschen sieht und versteht? Der Mensch ist ewig, egal ob er sich in der Nähe der Ewigkeit befindet oder weit von ihr entfernt ist. Oder vielleicht ist die Ewigkeit das, was der Mensch selbst für den Bau des Hauses der Welt als die Haupt- und Tragekonstruktion nicht gebrauchen kann, die Konstruktion, die mit jeder Ecke des Hauses durch den Verstand des Menschen verknüpft ist. Die Wahl, in diesem Fall, wird die Handlung, der Gedanke und die Akzeptanz der Welt vom Menschen sein. Die Wahl trifft der Mensch selbst: das Haus der Welt mit seinem Verstand, Geist und seiner Seele zu bauen, das Haus in Besitz zu nehmen - das heißt, an alles, was die Menschen auf der Grundlage des Wissens Gottes erschaffen, zu glauben - oder auf der Straße allein zu leben, ohne das zu erschaffen, was es rings um ihn herum geben wird, ohne das, was von Gott jedem Menschen gegeben worden ist, zu akzeptieren und ohne die Vereinigung aller Menschen unter einem Dach der Welt zu akzeptieren.

Jeder trifft seine Wahl selbst: ein gemeinsames und sicheres Haus für alle Menschen zu bauen, in dem jeder sich als eine Persönlichkeit erschließt und das Wissen seiner Seele, das Wissen Gottes widerspiegelt oder allein zu leben und von Gott, der Welt, der Freundschaft, der Liebe und den anderen Menschen nur zu träumen.

Deswegen stellt die Sphäre, die vom Menschen widergespiegelt und erschaffen wur-

© И.В. Арепьев, 2009

de und im Inneren dessen es Hauptstützpunkte des inneren und äußeren Raums gibt, eine Realität dar. Die Realität, deren Grundlage das Wissen ist. Und das wahre Wissen ist das Licht und die Gestalt der Seele, und die Seele selbst ist die unmittelbare Widerspiegelung der Handlungen Gottes. Und wenn wir die Handlungen Gottes verstehen, öffnen wir unsere Seele, wodurch wir die Sphäre des Wissens steuern. Im Inneren dieser Sphäre sowie in ihrem Außenraum spiegeln wir die Rettung eines jeden und aller Menschen wider.

Die *Widerspiegelung* der RETTUNG kommt von dem Retter. Der Retter selbst ist der Sohn Gottes, das heißt Gott. Gott, der jedem Menschen die Rettung durch die ewige Entwicklung und Technologie der Steuerung von Sphären bietet. Gott, der durch das Wissen die Seele jedes Menschen öffnet. Gott kennt jeden. Die Frage ist, ob wir Gott kennen, wenn wir über die Welt, die Seele, das Wissen, die Steuerung von Sphären und die Technologie der Rettung Bescheid wissen? Dieser Moment im Leben und in den Ereignissen im Leben der Menschen muss ein Schlüsselpunkt sein. Man kann ihn nicht außer Acht lassen, genauso wie man den Menschen, der darüber spricht, nicht außer Acht lassen kann. Der Sinn wird darin liegen, dass die Menschen sich für die RETTUNG vereinen müssen, egal ob es die Religion, der Staat, Politik, Wirtschaft oder Verteilung ist. In Wirklichkeit wird es der wahre Glaube und die wahre Liebe Gottes sein - als die Liebe und Akzeptanz durch einen Menschen von anderen Menschen für den Frieden und die Welt, und wie sich die Menschen verhalten werden, wird die Zeit lehren.

Der Orientierungspunkt für alle und zu jeder Zeit wird *Gott* sein. *Gott,* der einen jeden und alle rettet – der *Retter.* Und jeder von uns kann ihn nicht nur sehen, sondern auch wissen, was Er sagt. Genau hier erschließt sich der wichtigste Moment im Leben der Menschheit, genauso wichtig, wie wichtig die Angelegenheiten der Staatsmänner und Angelegenheiten kleiner Menschen sind. Die Kräfte, die sich vereinen und für bestimmte Einflussgebiete kämpfen und sich abwechselnd besiegen werden, werden zur Neige gehen, genauso wie deren Führer - da der Sieg des Retters über den Tod längst stattgefunden hat.

Die Aufgabe des Retters ist es, das Wissen den Menschen zu geben und dieses in der Seele jedes Menschen zu erschließen. Aber davor und während dessen wird es viel Unruhe in den Köpfen der Menschen geben. Unruhe wegen bestimmter Macht, auf die sie Anspruch erheben.

Die *Macht des Retters* liegt in dem Erschließen des Wissens. Das Verstehen dessen führt den Menschen zu seiner Seele, in der sich jeder als einen Menschen der Welt erschließt. Als einen Menschen, der Gott sieht und hört, der die Welt trägt und erschließt, das heißt dass er das Wissen Gottes akzeptiert und erschließt. Und die Macht, die manche Menschen besitzen, wird unverändert bleiben, da ohne das Wissen Gottes diese sich nicht weiterentwickeln kann.

Danke. 15.10.07

Thema 175 | Die Welt Gottes ist die Welt des Menschen

Wie wir früher bereits besprochen haben, ist die *Welt Gottes* all das, was es rings um uns herum gibt, all das, was es in unserem Inneren gibt, all das, was wir sehen, das was wir mit unserer Seele sehen, das was wir wahrnehmen und in unserem Leben erschaffen wollen. Dabei bringen wir unsere persönlichen und gemeinsamen Handlungen zum Vorschein, die Handlungen, die mit anderen Menschen oder zwischenmenschlichen Beziehungen verbunden sind. Wenn wir die Welt Gottes sehen, in der wir leben und in der es alles gibt, verstehen wir, dass wir all das haben? Können wir all das, was uns Gott gegeben hat, das was wir haben, für den Aufbau eines harmonischen Weges nutzen, sowohl für unseren persönlichen als auch für den der anderen Menschen? Können wir uns in Zukunft vereinen, um die Aufgabe der Rettung aller Menschen zu erfüllen? Können wir uns retten? „Retten" heißt in dem Fall, ein Haus des Menschen in der Welt aller Menschen zu bauen.

Das Haus des Menschen ist das Haus Gottes. Das Haus jedes Menschen ist seine Seele. Und aus diesem Grund, wenn der Mensch den Weg der Rettung aller geht und die Erschaffung des Hauses Gottes und eines jeden Menschen in der Seele und in der Welt aller Menschen plant, kommt er zu der ursprünglichen Sphäre der Erschaffung der Seele jedes Menschen. Um das alles zu erfüllen, muss man vieles verstanden haben. Zunächst muss man Gott, seine Welt, seinen Raum, seinen Plan sowie seine Handlungen verstanden haben. Dann muss man all das, was es rings um uns herum und in unserem Inneren gibt, verstanden haben. In diesem Fall erschließt uns das Verstehen die Hilfe und das Wissen Gottes, die ER nicht nur erschafft sondern auch jedem Menschen gibt. Und das ist sehr wichtig - das ist das Wichtigste in unserem Leben. Und wir selbst bestimmen uns in unserem Leben und in der Welt, in unserem Entwicklungsweg, indem wir uns einfache und realisierbare Aufgaben stellen. Die Aufgaben, die uns helfen durch ihre Realisierung auf unserem Entwicklungsweg Gott zu treffen. Und dann können wir mit Gott über den Aufbau des Hauses Gottes und des Menschen in der Welt sprechen. Auf

© И.В. Арепьев, 2009

diese Art und Weise findet jeder seine Aufgabe und dann muss er seine Entscheidung frei treffen können. Und diese Entscheidung kann in die Tat umgesetzt werden unter der Bedingung, dass alle Menschen sich für die Erfüllung der Aufgabe der Entwicklung des Lebens aller Menschen vereinen.

Ich möchte klarstellen, dass das Verstehen der Aufgabe eine gewisse Anleitung zum Handeln für jeden Menschen ist, für jeden Menschen, der es vorhat, seinen Weg zu gehen. Und derjenige, der bereits seit einer Weile seinen Weg geht, versteht, dass jeder Mensch – egal in welcher Situation er sich gerade befindet – das Leben in der Welt erschaffen kann und muss. Dabei muss er sich an die innere und äußere Steuerung halten und durch seine Handlungen den Sinn der Rettung jedes Menschen erschließen. Man darf nicht denken, dass diese Aufgabe zeitlich begrenzt ist oder erst seit einer bestimmten Zeit zu erfüllen ist. Dies kann den Menschen und auch andere Menschen von den tatsächlichen Maßnahmen für die Steuerung der Ereignisse im Leben jedes Menschen nur abhalten. Darüber hinaus liefert der Fakt der Aufgabenstellung sowie die Erfüllung der Aufgabe in verschiedenen Bereichen der Rettung der Menschen allen Beteiligten eine mächtige Lichtstruktur der Realisierung des Aufbaus von so einem Weg. Als Beispiel kann man die Vorlesung über dieses Thema aufführen, da sie die Lichtstruktur der Rettung aller und jedes einzelnen Menschen darstellt. Im Inneren dieser Struktur befinden sich die Menschen, die retten und die, die gerettet werden. Und die Menschen, die die Realität des Aufbaus der harmonischen Ereignisse in der Welt aller Menschen steuern.

Die *Lichtstruktur der Rettung* selbst, im Inneren deren sich Menschen befinden und arbeiten, erhellt durch ihr Licht alle Ereignisse, die in der ganzen Welt geschehen und erschaffen werden.

Die *Lichtstruktur der Rettung* selbst stellt ebenso ein sehr mächtiges Element der Genesung des Körpers des Menschen dar. Diese Struktur ist fähig, jedem Menschen zu helfen, seine geistigen und physischen Aufgaben zu erfüllen. Diese Struktur kann man - wie eine Lichtstruktur - in die Richtung der Erfüllung der Makroaufgaben lenken, da sie ursprünglich dafür bestimmt ist. Man kann diese Struktur auch als ein erster Baustein – der *Glauben des Menschen* – im *Aufbau des Hauses Gottes und des Menschen* sehen, und das ist ein und dasselbe Haus – das Haus der Welt. Darüber hinaus kann man die Struktur als die Erschaffung eines prinzipiell neuen Glaubens, eines neuen Hauses der Welt, des Hauses, das Gott und der Mensch zusammen und zur selben Zeit aufbauen. Und anhand vom Beispiel des Aufbaus der ersten Sphäre – der Rettung aller Menschen – können und müssen andere Sphären aufgebaut werden, wobei andere Sphären geistig-materielle Objekte des neuen Hauses der Welt sind. Es ist wünschenswert, dass sich alle

Menschen an diesem Prozess beteiligen. Der Sinn der ursprünglichen Information und des ursprünglichen Lichtes nach dem Plan Gottes liegt darin, dass jeder Mensch an dem Aufbau des neuen Hauses der Welt teilnehmen soll, des Hauses, das alle vereint.

Die Richtung der Entwicklung jedes Menschen läuft durch die Sphäre der Rettung, die wiederum durch das Tor des Himmelsreichs läuft, durch das jeder durchgehen kann. Aus diesem Grund erschließt sich die Richtung der Entwicklung jedes Menschen durch die Rettung des Weges seiner Lebensentwicklung; das Leben des Menschen erschließt sich durch den Weg seiner Entwicklung in verschiedenen Lebensbereichen und durch die Lebensentwicklung vom Menschen selbst. So einer ursprünglichen Sphäre der Rettung haben sich bereits viele Menschen angeschlossen und somit weisen sie dem Rest der Menschen auf den Weg der realen Rettung. Dadurch erschließt die Sphäre eine neue Welt – eine glückliche Welt Gottes und aller Menschen, die Welt, in der die Menschen und Gott eine gemeinsame Sache tun, sie tun das, was jeder Mensch tut. Derjenige, der diese Sphäre versteht und akzeptiert, wird sie auch sehen können: er kann sehen indem er Menschen erfragt, er kann sie durch die Welt sehen, er kann sie in den Taten und Ereignissen anderer Menschen sowie in seinen eigenen sehen. Aber in erster Linie wird er sie in seiner Seele sehen, der Seele, die ihm als Orientierung für seinen Weg in der Welt aller Menschen dient.

Die Seele eines jeden und aller wird, natürlich, auf das Haus, das sie selber aufbaut, bedacht sein.

Die Seele jedes Menschen wird auf das Haus, in dem sich Gott und der Mensch treffen und zusammen erschaffen, bedacht sein.

Die Seele wird auf ihr Haus bedacht sein, und das *Haus der Seele* ist die Welt Gottes, die Welt, in der es das Licht gibt, und *das Licht in der Welt Gottes ist Gott selbst.*

Deswegen wird sich *die Seele jedes Menschen nach Gott richten* und *mit der Seele - auch der Mensch selbst*. Man kann in seinem Leben viele Sachen außer Acht lassen: die Sphäre, die Rettung, die Taten und Wünsche der Menschen, seine eigene Seele und ihre Wünsche. Man kann vielleicht sogar Gott außer Acht lassen. Aber dabei muss man wissen – ganz genau wissen – dass wenn man all das in seinem Leben nicht beachtet, kann man die Fähigkeit, in der Welt Gottes – in der Welt aller Menschen zu leben, verlieren. Aus diesem Grund, findet jeder Leben, wenn er in die Sphäre der Rettung aller Menschen hineingeht und darin seinen Weg aufbaut. Und weil so eine Fähigkeit jeder Mensch hat, bedeutet es, dass er wissen muss, dass das Leben ewig ist. Zurzeit wissen wir bereits, dass wir ein Leben, das irgendwann endet, haben und so ein Leben haben wir für uns selbst gewählt. Dieses Leben befindet sich außerhalb der Sphäre der Rettung

© И.В. Арепьев, 2009

aller. Viele von uns geistern um diese Sphäre herum und erschaffen ihre eigene Welt, ihre Sorgen und Aufgaben. In das, was wir erschaffen sowie in unser Leben versuchen wir das, was es um uns herum gibt, einzubauen. Aber aus Unwissen oder Unwillen, oder vielleicht aus Ignoranz oder aus einem anderen Grund vergessen wir während unseres aus unserer Sicht sehr wichtigen Prozesses denjenigen, den wir Gott nennen, zu fragen. Zu fragen, wie wir erschaffen sollen, damit jeder von uns glücklich und gütig wird und gut leben kann.

Offensichtlich liegt der wahre Grund dafür, dass es uns nicht gelingt, richtig zu erschaffen, in so einem Verhalten und darin, dass wir nicht richtig abschätzen können, was wir tun müssen, mit wem wir gehen müssen und wem wir vertrauen können, wenn wir uns selbst nicht vertrauen.

Die Sphäre der Rettung, die von den Menschen umgeben ist, hat schon immer existiert und existiert auch jetzt. Sie ist für alle offen und jeder kann an dem Aufbau der glücklichen Welt aller Menschen teilnehmen. Der Welt aller Menschen, der Welt Gottes und des Menschen. Ob die Menschen diesen Weg der Entwicklung wählen werden, wird die Zeit zeigen. Aber derjenige, der dieses Buch gelesen hat, trifft seine Wahl sofort, hier und jetzt.

Danke.   16.10.07

Die Welt Gottes ist die Welt des Menschen, in der die Seele des Menschen das Haus aller Menschen ist | Thema 176

Wenn Gott die Welt erschaffen hat, hat er in der Welt die Welt des Menschen erschaffen. In der Welt des Menschen hat Gott die Seele erschaffen und sie widergespiegelt. Die Seele hat in einem Zug mit Gott und seinen Handlungen entsprechend den Menschen erschaffen und ihn widergespiegelt, dadurch hat sie in der Welt aller Menschen das Haus des Menschen und Gottes widergespiegelt. Das Haus, das die Seele des Menschen ist und das sich in der Seele durch die Welt aller Menschen widerspiegelt.

Um das Wissen zum Vorschein zu bringen – und das ist nur auf der Grundlage des Wissens Gottes möglich – muss man eine Verbindung zu Gott haben. Außerdem müssen das Verstehen, der Wunsch und das Bestreben des Menschen vorhanden sein, so einen Weg in seinem Leben zu erschaffen und widerzuspiegeln – durch die realen Taten, die auf die Rettung der Menschen, das heißt auch der Welt, gerichtet sind.

© И.В. Арепьев, 2009

Die *Seele des Menschen* ist von Anfang an *mit Gott verbunden,* verbunden mit seinem Wissen, mit seinen Handlungen, verbunden mit der Welt, die Gott erschafft, verbunden mit allem, was Gott erschafft. Und Gott erschafft alles im Leben, ursprünglich hat er Leben erschaffen - das Leben des Menschen; Gott öffnet das Haus des Menschen, das Haus, in dem alle Menschen leben, Gott öffnet die Seele, die Seele, die das wahre Wissen beinhaltet.

Die Widerspiegelung von diesem Wissen wird die *Verbindung* und ebenso *die unmittelbare Handlung des Menschen in seinem Leben* darstellen – durch die Erschließung der Hilfe und Rettung, durch die Verbindung und Erschließung der realen Hilfe für alle Menschen, die wiederum durch das Wissen über die Rettungstechnologien erschlossen werden.

Die Verbindung und Erschließung vom Wissen helfen und retten, retten die Seele des Menschen und ihn selbst.

Die Verbindung und Erschließung des Wissens der Rettung geschieht, wenn Menschen sich treffen. Besonders die Menschen, die sich in ihrem Leben die Aufgabe der Rettung aller und sich selbst gestellt haben. Dieses Wissen spiegelt die Seele des Menschen wider - durch die Verbindung des Lichtes der Seele mit dem Licht der Welt und der Realität aller Menschen.

Die Grundlage dieses *Wissens* ist *die Seele des Menschen. Die Widerspiegelung des Wissens ist das Licht und gute Absichten.* Dann, um das Wissen erschließen zu können, zum Beispiel diesen Text, *muss eine unmittelbare Aufgabenstellung erfolgen,* in der *die Handlungen des Menschen mit den Handlungen Gottes,* durch die er die Welt erschafft, *übereinstimmen.* Der Mensch, der so eine Aufgabe in der Welt Gottes hat, rettet alle in der Welt der Menschen, alle und sich selbst. Dabei erschließt er durch das Licht seiner Seele das unmittelbare Wissen Gottes, das ein Bestandteil des Lebens jedes Menschen ist.

Die Widerspiegelung des Wissens ist das Treffen der Menschen, das Treffen dessen Ziel es ist, den Menschen zu retten und ewig zu erschaffen. Der Mensch, der erschafft, hat eine offene Seele, das heißt, der Mensch ist dem Wissen gegenüber offen. Ebenso ist er dafür offen, dieses Wissen anderen Menschen zu übermitteln und zwar in der Reihenfolge und genau so, wie er selbst dieses Wissen erlangt und angewendet hat.

Derjenige, der die Information genau übermitteln kann, kann genau handeln, kann genau erschaffen und dadurch bringt er die Offenheit seiner Seele zum Vorschein. Die *Offenheit* eines Menschen ist *die Wahrnehmung des genauen Wissens und die Genauigkeit der Wahrnehmung und des Erlangens des Wissens öffnet die ganze Welt – die Welt*

© И.В. Арепьев, 2009

Gottes und des Menschen.

In dieser Welt *sieht der Mensch die Welt aller Menschen,* die Grundlage deren die Welt Gottes ist.

In dieser *Welt bespricht der Mensch mit Gott die Erschaffung des einheitlichen Hauses Gottes und des Menschen,*

des Hauses der Verbindung der Handlungen Gottes und des Menschen,

des Hauses der Verbindung vom Irdischen und Himmlischen, vom Inneren und Äußeren,

des Hauses der Verbindung der Seele des Menschen mit ihrem Wissen und des Wissens der ganzen Welt, was wiederum zur Verbindung aller Menschen miteinander führt.

Der Aufbau des gemeinsamen Hauses, dessen Tür das Symbol für die offene Tür des Himmelsreichs jedes Menschen darstellt. Die Verbindung des Menschen und Gott, die Verbindung durch die Erschaffung des Hauses Gottes und des Menschen, weist darauf hin, dass es viele Fragen gibt, Fragen, die sich die ganze Menschheit stellt. Und gleichzeitig beantwortet sie diese Fragen.

Gott schöpft und erschafft, und *der Mensch soll auch das tun, was Gott tut – schöpfen und erschaffen – wenn er eine Verbindung mit Gott wünscht.*

Gott erschafft die Welt und der Mensch soll die Welt – die Welt in der er lebt - in Acht nehmen, wenn er eine *Verbindung mit Gott wünscht.* Aber zunächst muss der Mensch *Gott und die Welt gesehen haben, die Welt, die Gott in der Seele jedes Menschen und rings um ihn herum erschaffen hat.*

Gott erschafft das Leben und nur das Leben und im Leben erschafft Gott die Welt, und in dieser Welt erschafft Gott das Leben des Menschen und spiegelt es und den Menschen selbst wider. Wenn der Mensch sich mit Gott vereinen möchte, muss er sein Leben genau und richtig verstehen können – als das gemeinsame Leben aller Menschen aus der Sicht, das das Leben von Gott erschaffen und jedem Menschen gegeben wurde.

Wie entwickelt der Mensch sein Leben? Und auf welcher Grundlage wird sich der Mensch in seinem Leben mit Gott vereinen? Auf dieser Grundlage wird der Mensch Gott sehen, mit dem er sich vereint, wird das Leben sehen, das Gott dem Menschen gibt. Das Leben, das der Mensch in seinem Inneren und ringsum hat, das Leben, das er durch bestimmte bewusste und unbewusste Handlungen entwickelt, indem er die Technologie wählt und akzeptiert, die das Wesen des Lebens sowie das Wesen der Handlungen und Taten jedes Menschen und allen erschließt. Ausgerechnet in dieser Phase der Lebensentwicklung und des Verstehens der Welt wird sich der Mensch die wichtigsten Fragen stellen. Auf diese Fragen muss der Mensch Antworten finden und diese Antworten werden zum Wendepunkt im Leben der ganzen Menschheit.

Was wird der Mensch auf der Grundlage des Lebens in der Welt aller Menschen entwickeln? Wird er das Leben aus der Sicht der Erschaffung, Realisierung und Erschließung des Wissens über die Wiedererstehung und Unsterblichkeit weiterentwickeln und somit die Religion, Wissenschaft und den Staat vereinen? Wird der Mensch die Menschen in ihrem Glauben an die gemeinsame Rettung vereinen und somit das offene Wissen Gottes allen Menschen erschließen, erschließen als die Welt jedes Menschen? Oder wird der Mensch in seinem Leben sowie in dem anderer Menschen was ganz anderes erschaffen, das ihn selbst und andere Menschen sowie alles um sie herum zerstören und vernichten wird?

Was wird der Mensch wählen? *Den Weg zu Gott*? Und auf diesem Weg wird er die *Vereinigung des Menschen und Gott* sehen, und in dieser Vereinigung wird er die Rettung aller und eines jeden erschließen. Oder wählt der Mensch einen anderen Weg? Den Weg, der ihn weit weg von Gott führt, da der Mensch etwas anderes als seinen Begleiter und Mitreisender mitgenommen hat.

Die Wahl des Menschen ist eine gewisse Grenze, an der der Mensch sich mit anderen Menschen wieder gefunden hat. Und sein Leben hängt davon ab, was für einen Weg er wählt. Und dementsprechend hängt sein Weg davon ab, ob sein Ziel mit seiner Aufgabe übereinstimmt.

Danke. 18.10.07

Thema 177 | Das Haus jedes Menschen ist seine Seele, die Handlung des Geistes

Das Haus jedes Menschen ist seine Seele, in der das Haus Gottes und der Mensch eins sind. Eins wie die Welt, die Wahrheit, das Leben und der Mensch selbst eins sind.

Das Haus jedes Menschen ist die Tür, die immer für Gott offen ist.

Die Seele jedes Menschen ist immer für die Rettung und Hilfe für alle Menschen offen. Die Seele des Menschen ist die ganze Welt, in der Gott und der Mensch durch die einheitliche Handlung vereint sind, vereint nicht nur durch den Namen, sondern auch durch das Wesen – das Leben Gottes und des Menschen.

Ich möchte in diesem Thema die Handlung des Geistes der Seele des Menschen erschließen und demonstrieren. Der *Geist des Menschen* ist überall anwesend und grenzenlos. Er ist grenzenlos aus dem Grund, dass er in sich das Wissen und das Licht der Seele trägt. Deswegen besitzt der Geist solche Eigenschaften der Seele, dass er fähig ist, in jeder Realität, in jedem Objekt, Gegenstand oder Element der Welt nicht nur den Sinn des Wissens über die Welt und den Menschen zu erschließen, sondern auch das Leben aller Menschen durch die Widerspiegelung der gemeinsamen Struktur der Ewigkeit zu erschaffen.

Der Geist des Menschen trägt in sich das Bild der Welt und des Menschen. Durch dieses Bild spiegelt der Geist in seinem Inneren die Realität der inneren und äußeren Welt sowie den Sinn der Handlung des Menschen in der Welt, in der Welt, in der der Mensch lebt und erschafft, wider. So eine Handlung, Einstellung und Akzeptanz sowie die Erschaffung des Bildes des Menschen und der Welt auf der Basis des Wissens der Seele gibt jedem in seinem Leben den Orientierungspunkt für den Aufbau des realen Weges der Rettung und der Hilfe, des Weges, auf dem sich jeder Mensch auf der gleichen Ebene mit anderen Menschen harmonisch entwickelt.

Die Ebenbürtigkeit eines jeden Menschen und mit allen Menschen in der Welt gibt jedem Menschen die Möglichkeit, seinen Geist als eine harmonische Persönlichkeit der Welt zu entwickeln.

Die Ebenbürtigkeit der Menschen wird den direkten Zugang zum wahren Wissen der Seele des Menschen öffnen und somit wird der Mensch seinen Geist entwickeln – als der Geist der Hilfe für Menschen. Der Geist der Hilfe ist der Geist des Weges aller Menschen, der Geist der Vereinigung und der Wahrheit, der Wahrheit, auf die die Menschen warten und hoffen diese in den Gesprächen mit anderen Menschen zu finden.

Der Geist in der Handlung der Seele öffnet das Tor des gemeinsamen Hauses Gottes und des Menschen. Des Hauses, das jeder betreten kann, jeder, der nicht nur der Meinung ist, dass alle Menschen ebenbürtig sind, sondern dies auch akzeptieren kann.

Wie früher bereits erwähnt, trägt der Geist in sich das Bild der Welt und des Menschen. Und nicht nur das: der Geist erschafft diese auch in seinem Inneren. Dieses Bild stellt die reale Handlung eines jeden und aller dar. Und davon, wie jeder von uns die Welt und alle Menschen in dieser Welt sieht, hängt die reale Entwicklung des Menschen ab. Das, was der Mensch in sich trägt, spiegelt sich in der Außenwelt wider, spiegelt sich als das reale Leben des Menschen und die Realität, die als Grundlage den Geist hat, wider.

Wenn man den Geist des Menschen näher betrachtet und sich die Frage stellt, was der Geist ist, kann das folgende Beispiel als Antwort dienen: wenn man nur für einen Moment den Geist in seiner Seele festhält, dann kann man das Licht, das Wissen, die Welt und auch den Menschen selbst nicht sehen. Und der Geist bringt all das zum Vor-

© И.В. Арепьев, 2009

schein und somit spiegelt er das Leben des Menschen wider. Wenn wir unseren Geist entwickeln, spiegeln wir unser Leben wider und machen etwas anderes zum Hauptpunkt unseres Lebens – anstelle dessen, wo das Haus der Welt, nämlich das Haus Gottes und des Menschen, stehen soll. Und dieses „andere" können wir alle in unserem Inneren in Form eines gewissen Bildes sehen, aber auch in der Außenwelt in Form eines Entwicklungsweges, der zu einer Sackgasse führt.

Der Weg des Menschen ist die Entwicklungsebene, die jedem Menschen die Möglichkeit bietet, durch seinen Glauben den ersten Schritt in sein Haus zu machen. In seinem Haus begegnet der Mensch Gott und spricht mit ihm durch seinen Geist über das Wissen der Welt und des Menschen, über das Wissen der Rettung, Entwicklung, Hilfe und des Gleichgewichts. Der Mensch ist einem anderen Menschen gleichgestellt, und das Treffen des Menschen mit Gott weist darauf hin, dass sich dieser Mensch im Gleichgewicht mit der Welt und anderen Menschen befindet. Aus diesem Grund verläuft sein Treffen mit Gott auf der geistigen Ebene, das heißt, dieses Treffen ist real.

Das Verstehen des Menschen von *sich selbst* findet in der Seele statt und dies geschieht durch die Erschließung und Entwicklung seines Geistes. Das *Verstehen des Wissens Gottes* entsteht durch die Erschließung des Lichtes der Seele jedes Menschen, der Seele, deren Geist in sich das ewige Leben trägt und dieses entwickelt. In jedem Leben gibt es einen Geist, da der Geist das Leben des Menschen ist. Die *Entwicklung des Lebens* erschließt sich durch die Entwicklung des Geistes. Die *Entwicklung des Geistes* erschließt sich durch die Entwicklung des Lebens. In die Seele jedes Menschen führt eine gemeinsame Tür des Erkennens des Lebens und des Geistes. Und egal auf welche Art der Mensch diese Tür öffnet, wird er immer hinter dieser Tür mal das Leben, mal den Geist sehen, mal - ihre gemeinsame Entwicklung.

Um ein glückliches, harmonisches und sicheres Leben zu erschaffen, wird der Mensch immer seinen Geist entwickeln müssen. Um seinen Geist zu entwickeln, wird der Mensch immer und überall das Leben erschließen müssen. Das Leben und der Geist des Menschen werden immer das Licht sein, das es in der Seele jedes Menschen gibt. Und das Wissen, über das wir sprechen, wird das geistige Leben aller Menschen darstellen.

Danke. 22.10.07

© И.В. Арепьев, 2009

KAPITEL XX

Das Haus jedes Menschen. Der Geist | Thema 178

Das Haus jedes Menschen kann ohne Gott nicht erschaffen werden und existieren. Das Haus Gottes und des Menschen ist das Haus der Seele des Menschen, ist das Haus seines Körpers, des Wissens und des Lichtes, das Haus, das als Grundlage den Geist der Seele des Menschen hat, das Haus, in dem sich der Verstand des Menschen bis zu dem Niveau entwickelt, bis zu dem sich der Mensch entwickelt hat.

Das Thema „Das Haus jedes Menschen" öffnet eine wunderschöne Welt,

die Welt des Wissens, des Guten und des Lichtes,

die Welt der Welt, die es in der Seele jedes Menschen gibt,

die Welt, in der es Gott gibt, das heißt, es gibt in dieser Welt jeden Menschen,

die Welt, in der es das Wissen der Seele gibt, das Wissen, das Gott gegeben hat.

Die Welt, in der es solche Bücher gibt wie dieses, die Welt, in der die Menschen solche Bücher wie dieses lesen, die Welt, in der die Menschen ihre Seelen einander entgegen öffnen, öffnen durch das Licht der Welt und des Guten, durch das Licht des Wissens und der neuen Taten.

Es sieht so aus, als ob dieses Kapitel dieses Buch abschließt. In Wirklichkeit öffnet es ein neues Kapitel eines neuen Buches, das heißt „Das Haus des Menschen", des Buches, das über die Seele des Menschen und über das Einheitliche Haus Gottes und des Menschen erzählen wird. Deswegen schließen die letzten Kapitel jedes Buches das gegebene Buch nicht ab, sondern öffnen neue zugängliche Wege zu dem Wissen der Seele des Menschen und somit öffnen sie den Zugang zu dem Wissen der Welt für alle Menschen. Aus diesem Grund ist dieses Thema die Fortsetzung der Themen über das Erkennen und Verstehen der Handlung des Geistes des Menschen.

Wir haben früher darüber gesprochen, dass der Geist jedes Menschen das Bild der Welt und das Bild jedes Menschen in sich trägt. Um genau zu wissen, wie dieses Bild in der Seele des Menschen aussieht, muss man das Leben des Menschen genau kennen und sehen können.

Das Leben des Menschen ist der *Geist jedes Menschen, der in der Welt aller Menschen schöpft und erschafft,* der Geist, *der das Leben bewegt und entwickelt,* der Geist, *den die Seele jedes Menschen erschaffen hat,* jedes Menschen, *der in der Welt lebt.* Die Seele jedes Menschen spiegelt das Bild Gottes wider, indem sie den Geist in ihrem Inneren erschafft und widerspiegelt. Diese Widerspiegelung in der Seele jedes Menschen ist

© И.В. Арепьев, 2009

unser Leben. Das *widergespiegelte Bild* ist die genaue Auffassung, das genaue Wissen und das helle Licht, das Licht, das die Seele in ihrem Inneren formt und fixiert. Genauso fixiert sie durch den erschaffenen Geist den Raum des Bewusstseins des Menschen. Dadurch erschafft die Seele den Menschen. Und der Mensch – in dem Raum und durch den Raum der Entwicklung seines Bewusstseins - sieht, fühlt, weiß und ertastet sogar verschiedene Gegenstände und Objekte im Raum des Erkennens seines Bewusstseins.

Die Welt, die von Gott erschaffen wurde, die Welt, die es rings um jeden Menschen gibt, die Welt, in der es die Seele jedes Menschen gibt, *ist eins mit der Seele und der Welt Gottes, genauso wie mit der Seele und der Welt jedes Menschen.*

Jeder Mensch ist in seiner Seele einem anderen Menschen ebenbürtig. Jeder Mensch ist in seiner Seele einem anderen Menschen ebenbürtig, da er in seinem Wesen Gott ebenbürtig ist. Und diese Ebenbürtigkeit ist die höchste und wichtigste in der ganzen Welt. Die *Ebenbürtigkeit,* die nicht nur die *Prinzipien definiert,* sondern auch *die Gesetze der Welt, Gottes und des Menschen reglementiert.* Das Verstehen des Sinnes der Ebenbürtigkeit aller Menschen in der ganzen Welt soll ein Bestandteil aller Grundgesetze aller Menschen auf der Erde sein. Das *Grundgesetz aller und eines jeden* besagt, dass *alle ebenbürtig sind.* Dieses Gesetz *öffnet die Haupttür,* vor der jeder Mensch steht und stehen wird, *die Tür der Welt für alle Menschen und für die ganze Welt.* Der Mensch, der zu dieser Tür kommt, egal aus welchem Staat und aus welchem Land, der Mensch, der allen ebenbürtig ist, ist ein freier Mensch.

Das Gesetzt der Ebenbürtigkeit aller Menschen öffnet die Tür für die anderen Gesetze, die existieren müssen und an die sich die Menschen streng halten müssen. Über diese Gesetze müssen alle Menschen informiert werden und alle Menschen müssen diese Gesetze nach ihrem Wunsch hören.

Das Erste. *Jeder Mensch ist einem anderen Menschen ebenbürtig.*

Das Zweite. *Jeder Mensch ist ein freier Mensch und ein Mensch der Freiheit.* Seine Freiheit ist in seinem Inneren und rings um ihn herum, genauso wie die Freiheit seiner Handlungen.

Das Dritte. *Jeder Mensch ist der Mensch des Friedens. Ein friedlicher Mensch schöpft und erschafft.* Die Grundlage seiner Schöpfung ist die Welt und das Leben aller und eines jeden.

Das Vierte. *Jeder Mensch erschafft Leben.* Dabei ist es notwendig, dass jeder Mensch den Sinn der Erschaffung des Lebens versteht. Genauso wichtig ist es, dass jeder Mensch den Sinn der Erschaffung der Welt versteht, der Welt, die er erschafft, der Welt, die Gott erschaffen hat, der Welt, in der jeder Mensch lebt.

© И.В. Арепьев, 2009

Das Fünfte. *Das Recht des Menschen auf das Leben, auf den Frieden, auf die Freiheit.* Das Recht wurde dem Menschen von Gott gegeben und durch das Gesetz jedes Menschen verstärkt, durch das Gesetz, die Grundlage dessen aus der Entwicklung des Lebens des Menschen und seinem Willen besteht.

Das Sechste. Der *Wille des Menschen* stellt das Wesen der Schaffung aller Handlungen in der ganzen Welt, in der Seele jedes Menschen und im Leben aller Menschen dar. Der Wille, *Leben zu erschaffen* ist der Wille des Menschen. Der *Wille, die Welt zu erschaffen* ist der Wille des Menschen. Der *Wille, zu lieben und Gott zu treffen, die Welt und das Leben aller Menschen zu erschaffen* ist der Wille des Menschen. Der Wille, der durch das Recht eines jeden und aller verstärkt wird. Das *Recht des Menschen, in der Welt zu leben,* in der Welt, die Gott nach den Gesetzen, die alle Menschen akzeptiert haben, erschaffen hat, das Recht, das *Leben und die Welt jedes Menschen weiter zu entwickeln* und in dieser Entwicklung sich selbst und seine eigene Entwicklung zu sehen.

Das Siebte. *Die Pflicht des Menschen ist es, sein glückliches Leben und seine sichere Welt weiter zu entwickeln und die Pflichten zu erfüllen, die jeder Mensch zu tragen hat.*

Das Achte. Das *Wort des Menschen. Jedes Wort des Menschen trägt in seinem Stamm und in seinem Wesen die Entwicklung des Lebens und der Welt eines jeden und aller. Das Wort jedes Menschen ist die Quelle des Lichtes der Handlung der Seele.* Die Urquelle des Wortes ist die Urquelle der Erschaffung von allem in der Welt. Die Bedeutung der Urquelle jedes Wortes - aus der Sicht der Einfluss- und Wirkungskraft gesehen - gleicht der des Menschen. Wenn ein Mensch einen anderen Menschen trifft, stützt er sich immer nur auf das Eine – auf das *Wort seiner Seele,* auf das Wort, das in sich das Leben trägt. Alles andere in der Welt und in jedem Menschen folgt dem Wort.

Das Neunte. *Die Verantwortung des Menschen. Jeder Mensch trägt die Verantwortung für sein Leben, für die Welt, für die Ereignisse und den Weg, genauso für das Wissen und die Handlungen, die er erschafft und widerspiegelt, die er trägt, über die er spricht, die er hat und die er in seinem Inneren und rings um ihn herum erschließt.*

Das Zehnte. *Die Handlungen jedes Menschen müssen immer, überall und in allem mit dem Wissen und den Handlungen Gottes übereinstimmen, da Gott das Leben eines jeden und aller ist, da Gott die Welt eines jeden und aller ist. Gott ist der Mensch.* Und jeder Mensch und alles, was es rings um ihn herum gibt, wurde von Gott erschaffen und all das ist Gott.

Wenn der Mensch diese Gesetzte in seiner Seele und mit seiner Seele akzeptiert, erschafft dies in seinem Geist das Bild, das die Welt, Gott und den Menschen erschließt.

Danke. 23.10.07

© И.В. Арепьев, 2009

Das Haus Gottes ist das Haus jedes Menschen. Der Geist | Thema 179

Das Haus Gottes und jedes Menschen ist die Seele jedes Menschen, die Seele Gottes. Die Seele, in der es alle Menschen, alle Lebewesen, die Welt und das, was größer ist als die Welt, gibt. Und das, was größer ist als die Welt, befindet sich in der Seele Gottes. Wir werden später darüber ausführlich sprechen, aber jetzt muss ich das Thema kurz erläutern. Der Sinn dieses Themas – genauso wie dieser Bücher – ist es, jeden Menschen zu der Ebene seiner persönlichen Wahrnehmung sowie der Wahrnehmung aller Menschen zu führen, zu dem Verständnis des Mechanismus der Wahrnehmung der Welt und des Lebens jedes Menschen, zur Wahrnehmung dessen, was und wie es sein muss und ist, und es muss so sein, wie es in der Seele jedes Menschen ist.

Wir sprechen sehr viel über die Seele des Menschen, über seine geistige Entwicklung, über das Leben, das die Seele erschafft, über das Lichtwissen und über die exakte Wissenschaft, die es in der Seele des Menschen gibt und die Gott erschaffen und jedem Menschen gegeben hat. Dabei hat er jedem Menschen die Ebenbürtigkeit mit einem anderen Menschen geschenkt, die Ebenbürtigkeit mit der ganzen Welt, die Ebenbürtigkeit mit allem, was es in der Welt gibt. Wie der Mensch das alles sieht, versteht und anwendet ist ein anderes Thema und wir werden auch darüber sprechen. Aber jetzt möchte ich das Fazit aus der geleisteten Arbeit ziehen, um die Form sehen zu können, die Form dessen, was wir erschaffen, dessen, was jeder von uns macht, dessen, was wir haben, um sehen zu können, wie wir das anwenden – zu unserem Wohl oder nicht.

Der ganze Vorlesungsteil bis zu diesem Thema ist eine gewisse Stufe und zwar die erste Stufe der Treppe, die ins Haus Gottes und des Menschen führt. In das Haus, das jeder Mensch sich in und mit seiner Seele wünscht zu betreten, um in diesem Haus demjenigen zu begegnen, der alles erschaffen hat. Diese Begegnung gibt jedem Menschen so ein Licht der Welt Gottes, dass jeder Mensch die Welt des Glücks, der Liebe und des Gutes nicht nur sieht und erschließt, sondern – und das ist das Wichtigste – auch die Welt seines Lebens sowie des Lebens aller Menschen in der Welt Gottes erschließt. Das *Leben des Menschen* ist das Leben aller Menschen und es erschließt das *Wesen*, das Gott jedem Menschen in Form seiner Freiheit gegeben hat: die *Freiheit des Willens, der Wahl, der Arbeit, des Weges, des Wortes, der Handlung und der Vereinigung aller Menschen in der ganzen Welt.* In der Welt, in der die *Menschen* die Welt Gottes wählen können; in der

© И.В. Арепьев, 2009

Welt, in der einer sein Glück sieht, ein anderer – entdeckt und noch ein anderer - findet. Das Glück, das für alle gleich ist – *das ist das Leben in der Welt aller Menschen, das Leben in der Welt Gottes und mit Gott.*

Der Mechanismus des Verstehens der Handlung ist, einerseits, sehr einfach; andererseits, ist er größer als die Welt, in der wir leben. Er ist größer und das heißt, er ist grenzenlos. Viele werden sich fragen: was kann größer als die Welt sein? Größer als die Welt kann die Seele eines Menschen sein. Die Seele aller Menschen wie auch die Seele eines Menschen ist einfach grenzenlos, sie ist größer als die Welt, in der wir leben. Aber es geht uns um den Mechanismus, wie wir früher bereits besprochen haben, und der Mechanismus selbst, wenn man ihn so nennen darf, ist ein Schlüssel- und Wendemechanismus für einen Menschen und für alle.

Die Seele des Menschen ist größer als die Welt. Und wenn der Mensch die Welt Gottes mit seiner Seele sieht, dann verändert sich die Welt der Menschen in die Richtung der Welt Gottes. Wenn ich über die Gesetze spreche, kann der Eindruck entstehen, dass ich über die Allerweltsweisheit spreche. Und ich werde es auch nicht bestreiten, das ist überhaupt nicht mein Stil: ich streite mich mit niemandem, ich habe eine ganz andere Lebenseinstellung. Und jetzt möchte ich über den oben erwähnten Mechanismus sprechen.

Jeden Menschen umgibt die ganze Welt. Manche sind der Meinung, dass es in dieser Welt alles gibt und jeder kann es in Anspruch nehmen. Die anderen, die in dieser Welt – der Welt der Menschen, in der Welt, in der es alles gibt – leben, besitzen nichts. Und es gelingt ihnen nicht - oder sie werden aus verschiedenen Gründen davon abgehalten - nach dem Bestreben ihrer Seele zu handeln. Und ich erzähle allen über *die Ebenbürtigkeit, über die Freiheit, die Welt, das Leben, die Wahl, den Willen und über das Recht und die Verantwortung jedes Menschen. Und alles, worüber ich spreche, gibt es in meiner Seele,* gibt es in meiner inneren Welt, in der Welt Gottes und des Menschen, in der Welt, in der jeder Mensch - dadurch dass er das Leben von Gott bekommen hat - alles besitzt, das Leben, in dem es alles gibt, in dem alles offen und zugänglich jedem und allen ist. *Und das, was in der Seele erschaffen worden ist, ist von Gott und vom Menschen erschaffen.* Erschaffen als das Haus, das Menschen vorhaben zu betreten. Und sie werden es betreten, da sie das Recht auf die Ebenbürtigkeit, die Einheitlichkeit und die Freiheit haben; sie haben Rechte, die ihnen Gott gegeben hat. Ich akzeptiere Gott und bedanke mich bei Ihm für das Wissen, die Welt, das Leben und die Freiheit – und das ist meine persönliche Wahl, die Wahl, die Gott jedem Menschen geschenkt hat. Und *das, was ich von Gott bekommen habe, erschaffe ich und entwickle es weiter seinen Gesetzen und der Lebensentwicklung entsprechend. Das, was ich von Gott bekommen habe, ist größer als die Welt aller Menschen* und hat eine sehr große Bedeutung – eine geistige und eine Lichtbedeutung - in der Seele des Menschen. Ich habe *das, was es in meiner Seele gibt, das, was es in der Welt aller Menschen gibt.* Ich könnte theoretisch - wie jeder Mensch - das haben, was es außerhalb des Menschen gibt. Und dadurch spiegelt der Mensch durch den ihm gegebenen Geist seine Handlung in der Welt wider, spiegelt als die Welt selbst wider.

Der Mechanismus – und *er ist* zum größten Teil *die Idee der Entwicklung des Menschen* – weist darauf hin, dass der Mensch seine Werte definieren muss, die Werte, die der Mensch in der Welt, in der alle Menschen leben, hat. Wenn diese Werte von materieller Natur sind, dann kann man diese in die Seele des Menschen nicht unterbringen und Gott nicht zeigen, und sie sind nicht von Bedeutung für die Seele eines jeden und aller Menschen. Mit anderen Worten, sie können die Welt, das Leben und die Ereignisse im Leben eines jeden und aller nicht ändern. Solche Handlungen und Taten des Menschen machen sein Leben nur kompliziert, dadurch wird das Verstehen der Welt komplizierter und der Mensch distanziert sich von Gott. Und der Mensch wird seinen Glauben verlieren, und mit dem Glauben verliert er das Licht seiner Seele, in der Seele – das Wissen, und durch das Wissen – die Welt, dadurch verkürzt der Mensch sein Leben in dieser Welt. Dadurch, dass man seine Seele akzeptiert, dass man den Willen Gottes und den Willen jedes Menschen im Licht seiner Seele erschafft und widerspiegelt, findet jeder sein Leben. Im Leben findet jeder sich selbst, dadurch dass er alle gesehen hat, in Einstimmigkeit werden Gesetzte und bestimme Prinzipien verabschiedet, die Gesetze und Prinzipien, die jeden Menschen weiter entwickeln. Dadurch findet der Mensch in seiner Seele das, was für die Seele jedes Menschen von Bedeutung ist, und akzeptiert mit der Seele das Leben, das ihm von Gott gegeben worden ist. Also wird die *Entwicklung des Lebens in der Seele jedes Menschen* von Bedeutung sein und dadurch verändern sich die Welt und die Menschen. Das Leben verändert sich ebenso und das *Tor des Himmelsreichs, vor dem jeder Mensch steht, wird sich öffnen.* Und sobald das Tor geöffnet ist, *wird jeder Mensch Gott sehen und in Gott wird der Mensch sein Leben sowie das aller Menschen sehen.* Und sobald der Mensch Gott in seiner Seele widergespiegelt hat, Gott, der das Leben schenkt, wird er erschaffen und schöpfen können, so wie es Gott macht.

Und vieles im Leben der Menschen wird sich ändern,
und vieles in der Außenwelt wird sich ändern,
das Verschlossene und Heimliche wird erschlossen,
und vieles wird neu sein,
und vieles in allen Menschen wird zugänglicher und offener sein, als es früher war.

© И.В. Арепьев, 2009

Solange der Mensch in seiner Seele und in der Welt, die jedem den Zugang zu Gott gewährt, das, was er in Wirklichkeit in der Außenwelt wählt, nicht modelliert und erschaffen hat, werden wir immer mit gewissen dunklen Kräften kämpfen und uns auf jeden unserer Siege freuen. Und diese gewissen dunklen Kräfte werden sich auf unsere Niederlage freuen - egal wie merkwürdig es uns vorkommen mag – da wir dadurch nichts Vernünftiges für Gott und für den Menschen erschaffen. Deswegen muss man nachdenken, was der Sieg bedeutet. Und diejenigen, die andere auffordern zu kämpfen, müssen ganz genau sehen können, was es in ihrer Seele gibt, was für Grundlagen und Wesen sie haben und wie sie das Leben aller Menschen entwickeln möchten, wenn sie das Wissen Gottes über die Freiheit des Menschen nicht besitzen. Was ist die Freiheit des Menschen? Ist es das, was der Mensch wählen kann oder etwas, was es gar nicht gibt?

Die Idee der Entwicklung der Welt ist in der Seele jedes Menschen offen. Und solange jeder die Welt in seiner Seele und rings um ihn herum nicht erschaffen und akzeptiert hat, werden sich verschiedene Bilder durch verschiedene Handlungen widerspiegeln und den Menschen immer mehr in die Tiefe hereinlocken. Dort werden manche sagen, dass man etwas machen darf, andere – dass man es nicht machen darf und die Seele des Menschen wird solange leer bleiben. Und diese Leere ist eine ungenutzte Handlung des Menschen, eine Handlung im Bezug auf das Öffnen des Hauses Gottes und des Menschen, des Hauses aller Menschen.

Danke. 24.10.07

Thema 180 | Der Geist

Das Thema ist sehr umfangreich und hat in ihren Teilgebieten Schlüsseldefinitionen. Der *Geist des Menschen* ist ein Schlüssel zum Himmelsreich. Dieser Schlüssel stellt den Glauben des Menschen dar. Der *Glauben des Menschen* – und zugleich der *Schlüssel zum Himmelsreich* – ist das Licht der Seele des Menschen. Das *Licht der Seele des Menschen* ist das Leben eines jeden und aller, das Leben, das der Geist erschafft und in sich trägt. Aus diesem Grund *ist der Geist des Menschen der Schlüssel.*

Wenn der Mensch das Tor des Himmelsreichs öffnet, trifft er dort den Geist Gottes, den Geist dessen, der alles erschaffen hat: die Welt, den Menschen, die Seele des Menschen und ihr Licht, den Geist des Menschen, dem er die Fähigkeit gegeben hat, zu sehen, zu wissen und zu wünschen. Zu wünschen, den Schlüssel zum Tor in der Welt zu finden; zum Tor, das für alle und für einen jeden das Haus Gottes und des Menschen darstellt, das Haus, in dem Gott und jeder Mensch eins sind, eins durch ihre Seele und ihr Licht. Eins durch das Licht der Welt, durch den Geist und seine Handlung, durch die Handlung jedes Menschen seinem Glauben entsprechend, durch die Handlung, in der der Mensch die Welt, sich selbst und das Leben aller Menschen sieht. Und in diesem Leben sieht der Mensch das Licht Gottes, das Licht dessen, der alles erschaffen hat.

Die Seele, der das Wissen Gottes und des Geistes gegeben worden ist, erschafft und spiegelt das Leben und die Gesetze des Menschen wider – die Gesetze des Lebens, die den Menschen von Gott gegeben worden sind. Die Gesetze des Lebens hat jeder Mensch in seinem Inneren gemäß seinem Glauben und seinem Geist akzeptiert, akzeptiert dadurch, dass er in und mit seiner Seele die Welt Gottes erschaffen hat, die Welt der Freiheit und des Glücks aller Menschen, die Welt, in der jeder Mensch lebt und das Leben des Menschen ist das erste Geschenk Gottes. Wenn wir in und mit unserer Seele das Leben Gottes akzeptieren, akzeptieren wir dadurch die Welt, in der wir leben, die Welt, in der der Geist jedes Menschen erschaffen kann. Derjenige, der das Leben in ihren vielseitigen Erscheinungsformen erschafft wie Gott, erschafft so, wie Gott den Menschen und die Welt erschafft - durch die Widerspiegelung seines Geistes. Der Mensch, indem er in seiner Seele seinen Geist als den Geist Gottes widerspiegelt, erschafft und spiegelt alles in der Welt wider – auch die Welt und seinen physischen Körper, auch die Materie und die Realität, die Realität, die im Leben aller Menschen widergespiegelt werden muss. Der Geist, der in der Seele die Welt erschafft, besitzt die Fähigkeiten, die ihm die Seele gegeben hat. Wenn wir erschaffen und widerspiegeln, wenn wir das Wissen Gottes – die Gesetze des Lebens - in unserem Inneren sowie in unserer Seele akzeptieren, spiegelt die Seele jedes Menschen in der Welt den Geist wider. Dadurch spiegelt sie die Welt rings um sie und um alle herum wider und dadurch, wiederum, spiegelt sie die Welt in der Welt. Dadurch spiegelt die Seele ihren Geist, den Geist, der in sich die Haupt- und Grundidee trägt, wider; die Idee, die auf der Grundlage der geistigen Entwicklung basiert, das heißt auf der Grundlage der Erschaffung des Lebens des Menschen in seinem physischen Körper.

Die Grundlage der Seele ist das Leben. Die Grundlage der Seele ist der Geist. Die Grundlage der Seele ist der geistige Mensch, der mit dem Leben gesegnet ist und in den physischen Körper eingehüllt ist. *Die Hülle der Seele* ist der Körper des Menschen. Vorhin haben wir über das Bild des Menschen, das der Geist trägt, gesprochen. Dieses Bild ist die Seele des Menschen, ist sein Leben, ist die Welt in seinem Inneren und rings um ihn herum. Das Bild, das der Geist trägt, das Bild, das es in der Seele, in der

Welt der Seele, im Leben der Seele und in dem Geist gibt, ist Gott. Demzufolge wird die Seele jedes Menschen, die Gott sieht, denjenigen erschaffen, den sie vor sich sieht. Deswegen wird die Seele jedes Menschen einen Menschen erschaffen, indem sie Gott und alle Menschen wahrnimmt. Und Gott nimmt uns alle als seine Kinder wahr und wir alle nehmen Gott als den Herrn des Himmels wahr, des Himmels und des Himmelreichs, die es in der Seele jedes Menschen gibt; des Menschen, in der Seele dessen es den Geist, das Licht, den Schlüssel, den Glauben und das Tor gibt; das Tor, durch das jeder von uns durchgehen möchte, durch das Tor durchgehen um denjenigen, der alles erschaffen hat, zu sehen und zu hören.

Der Geist des Menschen, den es in der Seele gibt, hat *große Bedeutung* für die Seele desjenigen, der mit der Seele sieht; sieht, dass die Seele des Menschen größer ist, als die Welt aller Menschen, und dass sie nicht nur Materie, Realität und den Körper des Menschen erschaffen kann, sondern den physischen Körper des Menschen völlig regenerieren kann. Genauso kann sie die Persönlichkeit des Menschen in der Welt, in der Gott lebt, regenerieren; in der Welt, in der auch von Anfang an die Seele und der Mensch selbst leben. Der Mensch, der seinen einheitlichen Körper sowie seine einheitliche Persönlichkeit in der Welt aller Menschen wiederhergestellt hat.

In der Welt aller Menschen wird heutzutage der Wille Gottes als ein Wunder gesehen. Ein Wunder, das der Mensch verstehen möchte, ein Wunder, das der Mensch erkennen möchte, ein Wunder, das der Mensch gern besprechen und über welches er erzählen möchte. Aber auch als ein Wunder, das der Mensch verhindern möchte, verhindern, damit dieses Wunder – der Wille Gottes - nicht geschieht. Und der Mensch zieht dies durch, obwohl ihm nicht bewusst ist, was er tut. Wie kann es möglich sein, in dem Bewusstsein das zu sehen, was das Bewusstsein selbst erschaffen hat? Offensichtlich muss man sich außerhalb der Grenzen des Bewusstseins befinden, damit es gelingt. Man muss seinen Geist raus aus den Grenzen des Bewusstseins bringen, um die Seele sehen zu können und in der Seele – Gott. Gott, der jedem Menschen das Leben schenkt, das Leben als die gleichwertige Entwicklung aller Menschen. Und demjenigen, der vorhat, in seinem Bewusstsein den Weg der Wahrheit zu finden, dabei aber die Welt, Gott, Menschen, die Rettung und sogar seinen Geist– ganz zu schweigen von dem Licht der Seele, wobei das Licht selbst die Welt, in der wir leben, ist – aus seiner persönlichen Suche ausschließt, wird es bestimmt schwer fallen, die Wahrheit über sich selbst raus zu finden. Und wenn dieser Mensch wünscht, die Wahrheit über die anderen Menschen zu finden, oder über die Wahrheit auf die anderen Menschen bezogen spricht (und sich außen vor lässt), dann widerspricht diese Handlung seinem Geist, wobei der Geist der Weg ist.

© И.В. Арепьев, 2009

Ein Mensch, der in seinem Leben keinen Weg hat, ist ein grausamer Mensch. Seine Angst lebt in seinem Inneren. Seine Angst liegt darin, dass er in seinem Inneren Gott, das Leben und den Menschen verleugnet. Deswegen soll jeder Mensch auf Gott, auf das Leben, auf die Menschen und auf die Welt Acht geben, um genau verstehen zu können, wo und worin sich der Geist Gottes und des Menschen widerspiegelt und wo was anderes zum Vorschein kommt, was Gott und den Menschen, die Seele und den Geist, den Weg und die Gleichberechtigung und damit das Leben jedes Menschen widerspiegelt. Das Leugnen ist das Nichtverstehen des Lebens und der Grundlagen, die Gott jedem Menschen in der Welt gegeben hat. Der Mensch lebt in dieser Welt ohne den Wunsch zu haben, sich selbst und andere zu verstehen, und verleugnet die Welt, in der er zusammen mit anderen Menschen lebt. Wenn man so eine Erscheinung wie Leugnen, oder Unwillen oder Unwissen des Menschen – mit anderen Worten sein Übel, über das Menschen sprechen - näher betrachtet, dann sieht man, dass das Bewusstsein des Menschen nicht wahrgenommen und nicht weiterentwickelt wird – nicht durch ihn und nicht durch andere Menschen. Jemand hält den Menschen davon ab, sein Bewusstsein auf der geistigen Basis zu entwickeln. Dabei hat dieser jemand das Ziel, den Menschen, sein Leben und die Ereignisse im Leben zu manipulieren und somit ihm den Weg zu seinem Geist abzusperren, indem er dem Menschen seinen Glauben nimmt. Dadurch bleibt der Mensch ohne Wissen, das Wissen über die Welt, die Handlungen Gottes und über alle Menschen. Aber, wie früher bereits erwähnt, ist die Seele des Menschen größer als die Welt aller Menschen. Aus diesem Grund kommen das Bewusstsein des Menschen und der Mensch selbst - durch den Glauben und den Geist - zu seiner Seele, in der sie Gott sehen werden.

Egal wer was macht, ob man versucht etwas zu hindern oder Schaden anzurichten, kommt jeder in seinem Leben zu seiner Seele, sieht sich selbst und seine Taten und erkennt alles; sieht die Welt und in der Welt – das Leben eines jeden und aller, und im Leben sieht er Gott und trifft sich mit ihm. Und Gott und der Mensch werden sich unterhalten.

Danke. 25.10.07

Der Geist im Licht der Seele | Thema 181

In den Themen „Die Seele des Menschen", „Das Haus Gottes und der Mensch" und „Die Welt" möchte ich die Handlung des Geistes in der inneren Handlung der Seele erläutern. Vorhin haben wir über die Diagnostik des Menschen, über die Behandlung verschiedener Krankheiten, über die Regeneration des Gewebes und der Organe des Menschen gesprochen. Dadurch haben wir uns dem Thema über die Regeneration des Menschen genähert. Dem Thema, in dem der Sinn des Daseins des Menschen und der Welt erschlossen wird. Wir haben darüber gesprochen, dass der Geist des Menschen in sich ein Bild trägt. Das Bild, in dem der Mensch selbst im Leben der Welt dargestellt ist. Er ist ebenso in der Erschaffung des physischen Gewebes und der Persönlichkeit durch die Prinzipien und Gesetze widergespiegelt. Durch die Prinzipien und Gesetze, nach denen der Mensch leben wird und bereits lebt und dabei darüber nachdenkt, in welche Richtung er weiter gehen soll, um die Horizonte der Ereignisse in seinem Leben sowie im Leben anderer Menschen, die ihm noch unbekannt sind, zu erreichen.

Wenn wir die Seele des Menschen – unsere Seele - näher betrachten, werden wir in der Seele das helle unendliche Licht sehen. Das Licht, dessen Wissen die Realität der Welt ist, der Welt, die es rings um einen jeden und alle Menschen gibt. Lassen Sie uns eine Frage stellen: wo in der Seele des Menschen entsteht das Licht? *Der Geist der Seele jedes Menschen entsteht im Inneren des Menschen, zusammen mit dem Licht und dem Wissen der Seele.* Wenn wir das Innere – den Geist – betrachten, können wir auch das Äußere – den Geist – sehen, dabei sehen wir denjenigen, der alles erschaffen hat. Seine äußere Handlung ist die Handlung unseres inneren Geistes – die ursprüngliche Handlung unserer Seele. Das, was Er rings um sich herum erschafft, gibt es immer in unserer Seele: alles worüber Er denkt, alles was Er anschaut, alles was Er in unserer Seele sieht – und das ist das Wichtigste. Er sieht ebenso das, was sich durch die reale Handlung in unserem Geist, in uns selbst widergespiegelt hat; widergespiegelt durch jeden einzelnen von uns und uns alle.

Im Inneren unserer Seele gibt es das Licht und rings um sie herum – das Wissen, das Wissen der Seele, das von den Menschen immer und überall angewendet wird, um das harmonische und kreative eigene Leben sowie das anderer Menschen zu entwickeln. Lassen Sie uns vorstellen, dass es im Inneren unserer Seele eine Zelle gibt, die wir eine Sphäre nennen werden. Diese Zelle ist einerseits mit den anderen Zellen nicht verbunden, andererseits befindet sie sich in allen anderen Zellen und spiegelt sich in diesen wider. Diese Zelle ist nicht nur die Zellengrundlage, sondern spielt die Hauptrolle in der Erschaffung des Lebens des Menschen durch die Seele selbst.

Daraus ergibt sich folgendes: in der inneren Sphäre des Geistes in dem Raum der Seele ist immer das Licht der Seele anwesend, das ständig wächst. Im Inneren der Sphäre des Geistes gibt es immer das exakte Wissen über die Welt und den Menschen und es wächst ständig auf der Basis des Lichtes der Seele. An der oberen Kante der Sphäre – dem äußeren Teil des Geistes – spiegelt sich die Materie wider, in der sich wiederum der Mensch und die Welt widerspiegeln. Das Bild, das der Geist der Seele des Menschen trägt, spiegelt unmittelbar die Handlungen desjenigen, der alles erschaffen hat, wider. Wobei der Geist der Seele des Menschen mit der Entwicklung der Seele in jeder Zelle und im Raum der Seele verbunden ist. Genauso ist der Geist mit der Entwicklung der Seele im Licht der Welt und des Lebens des Menschen verbunden. Der Geist – als das Licht der Seele, ihr Wissen und ihre Handlung – wird nicht nur immer und überall anwesend sein, er wird auch alles entwickeln. Deswegen, wenn wir über die Materie und über den physischen Körper des Menschen sprechen, sprechen wir über den Geist. Über den Geist, dessen Wesen das Licht, das Wissen und die Materie des Menschen selbst sind, das heißt – die Realität der materiellen Welt und des physischen Körpers des Menschen.

Auf der Basis des oben Gesagten wird der Prozess der Genesung des Menschen verständlich, da der Weg der Entwicklung des Menschen verständlich wird. Der Mensch, der sich in seiner Entwicklung auf das Wissen und das Licht der Seele stützt, wird nicht nur nie krank, sondern zeigt auch den Weg der geistigen Entwicklung anderer Menschen. Dadurch finden viele Menschen ihren Weg in ihrem Leben und entwickeln auf diesem Weg das Leben und somit den Geist weiter. Dadurch bringen sie das Licht und das Wissen einem jeden und allen, dadurch öffnen sie ihre Seele anderen Menschen gegenüber, somit öffnen sie ihre Seele sich selbst.

Wir fahren fort und nähern uns dem Thema über die Regeneration des Gewebes, und zwar jeden Gewebes. Dabei sprechen wir darüber, *dass der Geist die Materie ist,* die Materie, in dem Raum deren jedes Gewebe und jedes Organ erschaffen werden kann. Wenn die *Materie existiert,* die Materie, die sich durch den Geist als das Licht der Seele in die Welt des Menschen projiziert, dann *existiert* auch *der Geist. Wenn der Geist existiert, dann kann der ursprüngliche Wunsch des Menschen, auf der geistigen und physischen Ebene gesund zu sein, sich erfüllen,* da *jedes Gewebe erschaffen werden kann. Die Handlung des Geistes kennt keine Hindernisse.* Der Geist ist immer und überall anwesend und das ist ein Gesetz. Das Gesetz, das ermöglicht, eine Realität aufzubauen. Die Realität, in der jeder Mensch ein normales und harmonisches Leben führt und sich weiter entwickelt. Und jeder Mensch lebt und entwickelt sich dort, wo sein Geist wächst, und sein Geist wächst dort, wo sich ganz einfache Lebensbedingungen des Menschen erfüllen – dort, wo es die Freiheit im Leben des Menschen gibt.

Der Mensch, der die Freiheit des Geistes gefunden hat, hat die Freiheit des Lebens gefunden.

© И.В. Арепьев, 2009

Der Mensch, der die Freiheit des Lebens gefunden hat, hat den Geist gefunden, den Geist, der den Menschen in der Freiheit entwickelt.

Der Geist, der das Licht und das Wissen der Seele des Menschen ist, ist die unmittelbare Handlung desjenigen, der alles erschaffen hat.

Und derjenige, der alles erschaffen hat, lebt ewig und erschafft ewig.

Die Seele jedes Menschen ist dem Schöpfer der Welt und des Menschen gegenüber offen, ist durch das Wissen und das Licht offen, das heißt – durch den Geist. Sie ist offen, um die Materie zu erschaffen, die Materie, in der die Realität der Welt ein ewig lebender Mensch ist und dies geschieht nach dem Willen Gottes und nach dem Willen jedes Menschen, der mit seiner Seele anderen Menschen gegenüber offen ist. Die Bedingungen, die durch die Menschen in der Welt erschaffen werden, sind den Technologien gegenüber offen, den Technologien, die darauf ausgerichtet sind, dass jeder Mensch ein ewig lebender Mensch ist oder es nach seinem Wunsch werden kann. Jeder Mensch kann in seiner Seele das Licht öffnen, das Licht, das Wissen, die Materie – nämlich seinen Geist; den Geist, der jeden Menschen durch verschiedene Wege zu Gott führt. *Der Mensch, der in seiner Seele Gott trägt, trägt in seinem Geist das ewige Leben,* indem er durch sein Bewusstsein die Realität der glücklichen Welt erschafft, anstatt der Projektion einer Zerstörung, womit er den Menschen Angst macht.

Der Geist des Menschen ist in diesem Text ein Wort. Das Wort, das durch die Seele erschaffen worden ist und durch das Wissen, über das wir sprechen, in der Welt aller Menschen widergespiegelt ist.

Danke.   06.11.07

Der Geist und die Materie | Thema 182

Im vorherigen Thema haben wir über den Geist des Menschen, über die Materie des physischen Körpers und über das Bild, das der Geist in sich trägt, gesprochen.

Das *Bild des Geistes* ist das Bild der Materie des physischen Körpers des Menschen. Mit anderen Worten trägt der Geist des Menschen in seinem Inneren und nach Außen hin die Form der Materie des Menschen. Dabei erschafft der Mensch auf der Basis seines Bewusstseins in der Außenwelt physische und materielle Formen. Formen, die seinen Anforderungen und Vorstellungen über die Welt aller Menschen entsprechen. Und das ist der Schlüsselmoment. Das bedeutet, dass die *Aufgabe jedes Menschen* es ist, sein Bewusstsein zu entwickeln. Indem der Mensch sein Bewusstsein entwickelt und erweitert, nähert er sich dem Erkennen seines Geistes. Des Geistes, der das Bild des Menschen in dem ursprünglichen Licht der Seele trägt, der Seele, in der das Bild aller Menschen widergespiegelt ist.

Was kann das innere Bild beeinflussen, das Bild, das der Geist des Menschen erschafft? Es kann die innere und äußere Handlung sein. Es können materielle Objekte oder Quellen, die der Mensch selbst erschaffen hat, sein. Das heißt, im Inneren jedes Menschen, in seinem Geist ist ein kanonisches Bild des Menschen gespeichert. Das Bild mit allen Parametern – geistigen Parametern, Lichtparametern, mit Parametern der Entwicklung des physischen Körpers, der physischen Zellen und der Materie als der Entwicklung der Welt aller Menschen.

Die innere und äußere Entwicklung des Menschen, die durch die gemeinsamen Handlungen aller Menschen zu Stande kommt, beinhaltet die Wahrnehmung und das Verstehen der Welt von dem Menschen. Die Entwicklung des Menschen beinhaltet die Hauptgrundlage aller Menschen – die Entwicklung des Bewusstseins oder die äußere Entwicklung des Menschen. Diese beeinflusst die äußere Welt und verändert dadurch die Realität, sodass die erschaffenen Objekte in ein gewisses System hineingehen und das System anfängt, einen jeden und alle zu beeinflussen. Besonders beeinflusst es den physischen Körper des Menschen, indem es die Entwicklung des Lebensweges des Menschen und die Handlung des Geistes bremst. Dadurch beeinträchtigt das System die Handlung des Geistes des Menschen.

Was wählt der Mensch, wenn die Quelle der Wahl sich im Inneren des Menschen und auf seinem geistigen Weg befindet? Ob der Mensch die Quelle, die er erkannt hat, erreicht? Ob er die andere Quelle seines Lebens, die ihn auf eine andere Weise und mit einer neuen Kraft entwickeln wird, erreicht? Ob er die Quelle, die vor dem Menschen eine neue Welt öffnet und ihm neue Menschen vorstellt, erreicht? Ob der Mensch es schafft, diese Quellen miteinander sowie mit den anderen zu verbinden? Zu verbinden, um seinen Weg ewig zu machen? Warum verlässt der Mensch diese Welt? Der Abgang selbst stellt ein Verzicht und Nichteinverständnis des Menschen dar. Er ist mit den Ereignissen in der Außenwelt, die in der Welt der Menschen geschehen, nicht einverstanden und verzichtet auf diese. Und dann zwingt den Menschen sein innerer Impuls alles zum Guten zu ändern. Und das Leben des Menschen sowie das Leben und Ereignisse anderer Menschen verändern sich zum Guten, wobei das Gute die freie und geistige Entwicklung der Menschen in der ganzen Welt darstellt.

Der Geist des Menschen entwickelt die Materie, entwickelt die Persönlichkeit, die

Persönlichkeit, die sich den Gesetzen des Lebens der Seele entsprechend entwickelt.

Das Gesetz des Lebens der Seele ist die ewige Entwicklung Gottes. Der ewige Gott entwickelt den ewigen Weg, den der Mensch geht.

Danke. 08.11.07

Thema 183	Der Geist des Menschen, seine Entwicklung, der Aufbau des physischen Körpers

Wenn man über den Geist des Menschen spricht, muss man unbedingt über den Aufbau seines physischen Körpers, den Aufbau der Organe, des Gewebes, der Zellen und über den Schutz des Körpers des Menschen sprechen. Meiner Meinung nach, stellt der Schutz des Körpers des Menschen das Wissen des Menschen dar. Das Wissen, das die Persönlichkeit bis zum Niveau der Entwicklung aller Menschen entwickelt.

Wenn man den physischen Körper des Menschen betrachtet, versucht man, in dem Körper das statische und sich ständig ändernde Wasser zu sehen. Das Wasser, das als die Quelle des Übertragens, Entstehens und der Widerspiegelung des Impulses im Körper des Menschen und des Impulses, der über die Grenzen des Körpers des Menschen hinausgeht, dient. Wenn man versucht das Wasser zu sehen, dann wird man feststellen, dass so ein Wasser – unter bestimmter Steuerung - das Wasser, dass sich ständig und lange Zeit im Körper des Menschen befindet, seinen Umfang vergrößert. Es vergrößert und lagert den widergespiegelten Impuls auf Rechnung der Menge und nicht der Qualität an. So eine Vorgehensweise bietet dem Menschen die Möglichkeit, die Realität auf eine bestimmte Weise zu beeinflussen, aber zugleich reduziert sie die Möglichkeit, seinen Körper auf eine bestimmte Weise zu beeinflussen. In vielen Fällen ist es nicht nötig, Statik und Dynamik im Gleichgewicht zu halten, oder zu versuchen, die Wassermenge zu verringern, um den Impuls zu verstärken. All das könnte nur zur Verschlechterung des Gesundheitszustandes führen. Man soll einfach die Menge und die Qualität des Wassers, das sich im Körper des Menschen befindet, nicht nur an die sich selbst gestellte Aufgabe, sondern an seine eigene Gesundheit anpassen.

Die Gesundheit des Menschen ist der Maßstab für die Richtigkeit der Handlungen, die den Menschen unterstützen werden und ihm helfen, seine Pläne in die Tat umzusetzen, oder ihm auf eine andere Weise helfen. Zum Beispiel die Pläne des Menschen, die sich nicht unbedingt zu dieser Zeit oder bei diesem Menschen erfüllen sollen, zu verwirklichen oder dem Menschen zu helfen, eine Aufgabe zu erfüllen, wenn es nicht seine persönliche Aufgabe ist. Da das Wasser eine große Rolle für die Informationsübermittlung spielt, muss diese Technologie, meiner Meinung nach, verstanden und tiefer erforscht werden.

Wir sprechen über das Wasser als über einen Informations- und Energieträger. Aus diesem Grund kann sich ein Mensch, wenn er im Alltag anderen Menschen begegnet, sehr unwohl fühlen, oder im Gegenteil – sehr wohl, oder neutral. Dies geschieht immer und überall und der Grund muss für den Menschen einfach zu verstehen sein: der Grund liegt in dem Verhalten des Menschen und in einem gewissen inneren Entschluss. In dem, wie man sich selbst, andere Menschen, die Außenwelt und die Welt, in der alle Menschen leben, definiert. Wenn der Mensch, zum Beispiel, sich unterdrückt fühlt und versucht, alles, was er und andere Menschen erschaffen haben, zu zerstören, dann trifft die Handlung, die der Mensch versucht aus Unwissen in seinem Inneren zu erschaffen, in seinem Körper auf einen bestimmten Widerstand, unter anderem auch auf den physischen und inneren Widerstand. Dabei vergrößern sich die physischen Zellen des Körpers, füllen sich mit Wasser auf und verletzen somit die harmonische Verbindung mit der Außenwelt. In diesem Zustand speichern die Zellen (in ihrem Inneren) bestimmte negative Informationen und Energie. Diese beeinflussen im Nachhinein die harmonischen zwischenmenschlichen Beziehungen, welche die Menschen in der Welt aufbauen, in der sie leben, und stören dabei freundschaftliche und warmherzige Beziehungen aufrechtzuerhalten. An dieser Stelle möchte ich daran erinnern, dass nicht alles Gold ist, was glänzt. Mit anderen Worten, man darf nicht alles, was man sieht, in sein Inneres lassen.

Ich möchte noch darüber sprechen, was passiert, wenn der Mensch in sich viel Wasser gespeichert hat. Wasser von schlechter Qualität und schlechtem Inhalt, die Widerspiegelung dessen dazu führt, dass der Mensch durch die inneren und äußeren Ereignisse krank wird. Die Krankheit spiegelt sich auf der Basis der negativen Information und Energie, die der Mensch in seinen Körper gelassen hat, wider. Er hat diese auch in sein Haus rein gelassen, damit sie dort Ordnung schaffen, da er selbst mit anderen wichtigen Sachen beschäftigt ist, die mit seinem Körper und seiner Gesundheit nichts gemeinsam haben. Um sich im Körper des Menschen widerzuspiegeln, muss eine Krankheit eine Quelle haben, eine Quelle, die auf eine bestimmte Weise vorbereitet ist. Eine Quelle, die mit der Entscheidung des Menschen, der negativen Information und Energie ausgestattet ist. Und es muss ein Träger da sein – Wasser im Körper des Menschen. Deswegen muss ein Mensch im Leben anspruchvoll sein: muss genau darauf achten, was er macht, was er sich wünscht und wem er zuhört, was er anguckt, was und wen er wählt, und was sich dabei in seinem physischen Körper widerspiegelt. Genauso wichtig ist es, was und wie

© И.В. Арепьев, 2009

der Mensch isst und was er dabei in seinem Inneren fühlt und sieht.

Egal welche Wege der Mensch geht, er wird immer von klarem Wasser umgeben sein. Das Wasser, das durch seine Pracht und Menge, durch seine Widerspiegelung die Welt aller Menschen darstellen wird; das Wasser, das sich durch den Sinn der Gesundheitsnorm jedes Menschen erschließen wird. Und diese Norm ist und bleibt individuell, eine individuelle Norm des Lebens.

Danke. 12.11.07

Damit endet das vierte Buch und zugleich öffnet sich das fünfte Buch, welches „Das Haus des Menschen" heißen wird. Das Haus des Menschen kann ohne das Haus Gottes nicht existieren und das Haus Gottes ist die Seele jedes Menschen in der Welt.

Die Themen dieses Buches sowie die der anderen Bücher öffnen nicht nur den Sinn der Erschaffung der Materie, sondern auch des physischen Körpers des Menschen. Sie öffnen hauptsächlich die Persönlichkeit des Menschen und ihre Verbindung zu der Welt Gottes, in der jeder Mensch lebt, der Welt, die der Mensch in sich trägt.

Das Wissen, das auf diese Weise gewonnen worden ist, die Weise der Erschließung und Zusammenarbeit des Geistes des Menschen und des Lichts der Seele Gottes, öffnet dem Menschen die Welt aller Menschen, öffnet die Ereignisse im Leben des Menschen, die noch nicht geschehen sind, öffnet dem Menschen sich selbst auf dem Weg zu Gott, auf seinem Weg, auf dem er nicht allein ist, den er zusammen mit anderen Menschen zu Gott geht. Und die Aufgabe des Menschen, der zu Gott geht, ist es, alle Menschen so zu akzeptieren wie sie sind, mit ihrer Aufgabe der Entwicklung – harmonisch und richtig, exakt und freundlich ihre Lebensaufgabe zu erfüllen. Mit so einer Aufgabe und natürlich durch ihre Erfüllung kommen alle Menschen zu dem Haus, vor dem wir alle bereits stehen. Und unsere Handlungen – die Handlungen aller Menschen – geben einigen von uns die Möglichkeit, über die Welt der Menschen zu sprechen, und den anderen geben sie auch die gleichwertige Möglichkeit, über sich und andere Menschen zu sprechen und über ihre Handlungen. Aber manchmal ist es im Leben so, dass man über seine Handlungen nicht offen sprechen kann, über die Handlungen, die der Mensch selbst aus verschiedenen Gründen erschafft. Und das ist auch ein Weg, der Weg, den viele gehen; sie gehen diesen Weg und kommen zu dem Haus, das jeder Mensch in seinem Leben erreichen möchte. Daraus ergibt sich, *dass der Weg aller der Weg eines einzelnen ist und der Weg eines einzelnen der Weg aller ist.* Das Thema des nächsten Seminars, das Wesen dessen das Haus des Menschen ist, ist das Erschließen eines physischen Organes als

© И.В. Арепьев, 2009

Regenerierung und Schutz des Menschen.

Das Haus des Menschen. Das Erschließen des physischen Organes als Regenerierung und Schutz des Menschen | Thema 184

Gleich am Anfang dieses Themas über die Entwicklung des Wissens über den Menschen selbst, möchte ich über den Körper des Menschen sprechen und über ein konkretes Organ, zum Beispiel, über die Schilddrüse. Das ist kein Zufall, dass ich ausgerechnet über dieses Organ sprechen möchte. In seinem Namen – wie im Namen des Themas - spiegelt sich das Grundwesen wider: der Schutz des Körpers des Menschen. Das ist das Schild des Menschen, das Schild, das er vor sich hält.

Lassen Sie uns die Schilddrüse vorstellen und versuchen zu sehen, dass die Schilddrüse von einem Feld umgeben ist. Dieses Feld hat einen Verbindungspunkt. Dieser Punkt befindet sich an der Hinterseite der Schilddrüse – auf dem Schilddrüsenisthmus - und ist ein Bestandteil der physischen Zelle der Schilddrüse. Dieser Punkt fixiert auf dem Feld die inneren und äußeren Ereignisse und Prozesse, die im Körper des Menschen sowie in der Außenwelt geschehen. Es sind die Ereignisse des gegebenen Menschen, aber von anderen Menschen zu verschiedenen Zeiten aufgebaut und erschaffen.

Um ein Organ zu regenerieren – wir werden es Wiederherstellung nennen - muss man erst den Mechanismus der gegenseitigen Wirkung des Körpers, des Organes und der Außenwelt verstehen. Ereignisse, die von den Menschen oder einem einzelnen Menschen erschaffen werden, haben als Grundlage ein reflektierendes System, das heißt, dass jeder Mensch in seine Gedanken Information und Energie hinein legt. Das Ergebnis der Gedanken ist die Handlung in der physischen Außenwelt. Der Sinn von so einer Handlung ist das Ergebnis selbst und das Verstehen von anderen Menschen dessen, was gesagt, getan oder gemeint wurde. Mit anderen Worten beinhaltet der Prozess des Verstehens den Mechanismus der Erschließung des Sinns der ein oder anderen Handlung, egal ob es Energie oder Information ist. Der *Schlüsselmoment* von dem Verstehen ist der Fakt, dass die Information und die Energie an sich sehr mächtige Elemente der Reflexion sind.

Ich spreche über einfache Dinge und möchte als ein Beispiel ein reflektierendes System -sagen wir das Informationssystem - nicht nur aufführen, sondern auch zeigen. So sieht es aus der Sicht der Worte und des Verstehens aus: Information und Information. Diese zwei Worte tragen in sich eine sehr mächtige Reflexion. Um diese zu verstärken,

© И.В. Арепьев, 2009

füge ich nur ein Wort ein: Information - ein Wort - *Information*. Wenn Sie diese Worte, genau gesagt diese Beispiele, aufmerksam betrachten, sehen Sie eine mächtige Reflexion, und Sie selbst nehmen an der Reflexion teil, indem Sie für Sie nützliche Worte und Information auswählen.

Das ist eine sehr interessante und bedeutende Richtung für die Entwicklung des Bewusstseins des Menschen, unter anderem auch für den Aufbau der Ereignisse und den Aufbau bestimmter regenerierender Strukturen, aber darüber werden wir in den nächsten Büchern sprechen, und jetzt fahren wir mit unserem Thema fort. Es gibt eine Reflexion in einem Wort, in der Information und Energie und das beweist folgendes Beispiel: dieselbe Handlung des Menschen wiederholt sich, das heißt, auf den Körper des Menschen wird eine bestimmte Wirkung ausgeübt, und diese Wirkung kann positiv aber auch negativ sein. Genauso wie die Reaktion des Menschen, die Reaktion auf diese Ereignisse, Worte, Information und Energie. Die Reaktion ist gleich, aber ihr Wesen hat in der Außenwelt verschiedene Grundlagen. Die Gleichartigkeit der Reaktion liegt zum Beispiel darin, dass der Mensch sagt, es wird alles gut, und dabei seine Worte mit seinen Gedanken versieht; die Gedanken sind durch die positive Energie und Information verstärkt, diese wiederum spielen eine wichtige und maßgebende Rolle in den Ereignissen des Menschen, da wirklich alles gut sein wird. In einem anderen Beispiel läuft alles anders: es soll auch alles gut sein und der Mensch sagt auch, dass alles gut wird. Aber das Wesen dieses Wortes wird mit den Gedanken, die negative Information und Energie in sich tragen, verstärkt. Diese negativen Information und Energie spiegeln sich in den Ereignissen des Menschen wider. Im Zusammenhang mit so einer Handlung, mit der Regenerierung des Körpers und Organes des Menschen müssen bestimmte spezielle technologische Maßnahmen entwickelt werden. Und jetzt noch Mal in kurzer Form.

Die Schilddrüse ist von einem bestimmten Feld umgeben, das ein Bestandteil des Punktes des Aufbaus eines Organes ist, wobei der Punkt ein Bestendteil einer bestimmten Zelle des physischen Organes ist. Das Feld des Organes besitzt ein Reflexionssystem und hält dadurch die Verbindung zu dem ganzen Körper aufrecht. Das äußere Reflexionssystem, das nicht immer einen positiven Charakter hat – manchmal haben die Handlungen der Menschen einen negativen Charakter, was eher aus Unwissen geschieht – führt in vielen Fällen zur Aggression gegen andere Menschen.

Mithin kann das Reflexionssystem unter großem Druck zurücktreten. Aber ein anderer Mensch kann dieses System in seinen Körper reinlassen – einfach aus Unwissen – indem er auf der Oberfläche des Organes eine bestimmte Information widerspiegelt. Diese Information hat so ein Wesen, dass sie in der Persönlichkeit und dem Körper des

Menschen großen Schaden anrichtet. Der Schaden bei der Persönlichkeit äußert sich darin, dass der Mensch den falschen Weg geht und nicht seine Aufgabe erfüllt. Der Schaden bei dem Körper äußert sich darin, dass eine Funktion, der Umfang oder die Form des Organes beeinträchtigt werden können, was wiederum den ganzen Körper beeinflusst. Es ist offensichtlich, dass man im gegebenen Organ eine bestimmte Zelle finden muss, in dieser Zelle – den Punkt, in dem das Organ fokussiert ist, dann muss man einen Punkt erschaffen und diesen in eine andere Zelle versetzen. Dadurch wird ein neues und gesundes Feld des Organes und des Körpers widergespiegelt. Das Feld, in dem sich negative Information widergespiegelt hat – es ist sogar zu beweisen, dass sie sich dort festgeklebt hat – muss so umgedreht werden, dass es zusammen mit dem Fokussierungspunkt über die Grenzen des physischen Körpers des Menschen hinausgeht. Im Körper des Menschen entsteht ein neues Organ mit einer normalen Funktion, mit einem bestimmten Schutz- und Reflexionsfeld, mit einem neuen Fokussierungspunkt und mit einer neuen Zelle, die dem Köper eine Möglichkeit gibt, sich normal zu entwickeln – ohne eine äußere Last. Ein Organ kann so oft erneuert werden, wie viele Zellen es im Körper gibt. Das Feld, das der Mensch aus dem Organ in die Außenwelt ausgeführt hat, wird für den Menschen ein stabiler Schutz sein und es wird sich vergrößern und verstärken dementsprechend, wohin der innere Fokussierungspunkt in der Zelle des Organes durch das Erschaffen eines neuen Feldes versetzt wird. Somit wird der Mensch so viel Zeit haben, wie viel er braucht, um seinen Weg aufzubauen und dabei in den Normgrenzen zu bleiben, um einen Schutz für seinen Körper und seine Persönlichkeit zu haben, um die festgeklebten Zellen dann zu transformieren, wann er es braucht, um zu wissen, dass es ihm gut geht, weil er einen gesunden Körper hat, in dem es gesunde und auf dieser gedanklichen Ebene erneuerte Organe gibt.

Danke. 13.11.07

Das Haus und die Handlungen des Menschen | Thema 185

Über den Anfang des Buches „Das Haus des Menschen", über das Leben selbst sprechend, möchte ich in erster Linie über die Handlungen sowie über die Forschungsarbeit sprechen, die Arbeit, die durchgeführt worden ist und wird. Der Sinn dieser Forschungsarbeit liegt in der Regenerierung des Körpers, der Organe und der Zelle. Aber das Wichtigste ist das, dass sich durch die Handlung des Menschen seine Persönlichkeit,

© И.В. Арепьев, 2009

seine Seele und seine Freiheit erschließen. Und in seiner Freiheit erschließen sich seine Gedanken, die seine Handlungen, eine bestimmte Arbeit und das Ergebnis bestimmen.

Dieses Thema möchte ich in Blöcken erschließen – wie auch die anderen Themen. Und den ersten Block möchte ich nicht nur der Gesundheit des Menschen widmen – das ist wiederum der wichtigste Aspekt der Entwicklung des Lebens des Menschen – sondern auch der Persönlichkeit und den Taten des Menschen. Genauso möchte ich den Block den Handlungen, die auf die Erschaffung des einen oder anderen Objekts in der Außenwelt, der Objekte, die dem Menschen helfen oder ihn beeinflussen werden, widmen.

Das Erste, worüber ich sprechen möchte, sind die bestimmten praktischen Forschungsarbeiten, die Diagnostik und die Ergebnisse. Hier sind einige davon.

In der letzten Zeit wird sehr viel über die Stammzellen gesprochen, aber ich möchte mich nicht in die medizinischen oder wissenschaftlichen Themen vertiefen. Ich möchte über eine einfache informative Wahrnehmung erzählen, über das Ergebnis, dass man immer wieder bekommt. Wenn man die Informationen der Stammzelle in der Umwelt und im Inneren des Menschen miteinander verbindet, entsteht im Inneren des Körpers der Mechanismus des Einflusses auf diese Zelle (nennen wir diese Zelle eine informative Wirkung). Diese Zelle gibt die Möglichkeit, den Mechanismus der Regeneration der Organe und Gewebe im Körper des Menschen in Gang zu setzen. Mit anderen Worten, es geschieht eine gleichzeitige Wahrnehmung, die den Zelleninhalt und die Rezeptoren vereint und die Möglichkeit bietet, den Mechanismus der Regeneration eines beliebigen Gewebes nicht nur zu sehen, sondern auch in Gang zu setzen.

Jedes Gewebe regeneriert sich auf seine besondere Weise, aber darüber möchte ich in den nächsten Büchern sprechen. Und jetzt fahren wir nach unserem Plan fort. Bei dem Erläutern der Prozesse im Körper des Menschen, der Prozesse, die sich onkologische Prozesse nennen und sich auch dementsprechend entwickeln, entstehen viele Fragen und Antworten. Lassen sie uns aus der Ferne anfangen. Und dieses Ferne, das der Mensch selbst erschafft, bringt uns Schritt für Schritt zum Körper des Menschen und zu seinen Problemen, die in Verbindung mit den Handlungen des Menschen entstehen.

Der Mensch hat es geschafft, eine Zerstörungswaffe zu entwickeln und danach – Überwachungs- und Scannsysteme. Diese sind fähig auf eine große Entfernung hin zu funktionieren – technologisch gesehen – unter andrem auch im Weltall, und aus dem Weltall – auf der Erde. Dabei werden die kleinsten Objekte überwacht und fokussiert und geben dem Menschen die Möglichkeit, ihr Wesen in einer bestimmten Zeit zu entziffern. Dieselben Menschen – oder vielleicht auch andere – haben diese Aufgabe aus ei-

© И.В. Арепьев, 2009

ner anderen Sicht betrachtet, das heißt sie entwickeln und erschaffen solche Objekte und Flächen, die unmöglich zu beobachten sind oder problematisch mit den vorhandenen technischen Mitteln zu sehen sind. Dieselbe Aufgabe wird aus verschiedenen Blickwinkeln gesehen. Onkologische Prozesse im Körper des Menschen sind ein kompliziertes Thema und ein kompliziertes Gespräch. Daraus ergibt sich Folgendes: in einer bestimmten Zelle des physischen Körpers des Menschen, in ihrem Inneren, erscheint ein neuer „Hausherr", der fähig ist, durch die Elemente (wir werden sie so nennen), die er besitzt, eine bestimmte Realität widerzuspiegeln. Die Realität, die es im Körper des Menschen als die Widerspiegelung des physischen Gewebes gibt. Das Durchpressen durch einen plötzlich erschienenen neuen „Hausherrn" der Zelle des Rezeptors oder ihres inneren Inhalts gibt dem Problem die Möglichkeit, seine eigene Strategie aufzubauen, indem es manche Strukturen der Zusammenarbeit der Zelle und des Körpers des Menschen in Gang bringt und diese in seinem eigenen Interesse als Entwicklung des Problems selbst ausnutzt. Es kann viele Gründe für so eine Wirkung und Handlung im Inneren des Menschen geben, aber nicht alle führen auf den Menschen selbst, seine Handlungen oder seine Gedanken zurück.

Wir haben das Gespräch mit der Diagnostik angefangen, der verschiedene Methoden, Möglichkeiten und Mittel zur Verfügung stehen. Viele davon können das Problem erst im fortgeschrittenen Stadium feststellen, aber nicht am Anfang. Das bedeutet, um eine richtige und genaue Diagnose stellen zu können, muss man eine Möglichkeit dafür, bestimmte Mittel und das Verständnis besitzen. Und das Verständnis muss eine bestimmte Vorgehensweise beinhalten, die Vorgehensweise, die eine Möglichkeit bietet, das, was der Mensch erschaffen hat, flexibel zu benutzen; die Möglichkeit, die Diagnostik und das Verstehen der Prozesse im Körper des Menschen zu erweitern und zwar bis zur Ebene, auf der es möglich ist, dem Menschen wirklich zu helfen. Offensichtlich sind bestimmte standardmäßige technologische Diagnosemittel einseitig, was ein Hindernis dafür darstellt, das Problem aus einer anderen Sicht zu sehen: nicht aus der ersten, zweiten oder dritten Position, sondern gleich aus der vierten, und möglichst – alles auf einmal. Die Menschen sind gezwungen, das, was zerstört, zu entwickeln und daran zu arbeiten. Wie kommen die Menschen darauf, dass man auf diese Weise das entdecken muss, was man mittels technologischer Mittel nicht sehen kann?!

Vielleicht ist die Zeit gekommen, den Menschen aus einer anderen Sicht zu betrachten: woher kommt das, was den Menschen zerstört, oder das, was die Prozesse in seinem Körper verändert, sein Leben und seine Ereignisse verändert?

Vielleicht ist die Zeit gekommen, um unser Wissen über das Leben des Menschen

© И.В. Арепьев, 2009

und seine Entwicklung zu vereinen?

Vielleicht ist die Zeit gekommen, sich selbst und die Welt der Menschen aus einem anderen Blickwinkel zu sehen und den Punkt zu sehen, woher alles kommt und seinen Anfang nimmt?

Vielleicht gibt es in der Welt nicht nur unsere Sichtweise – die Sichtweise aller Menschen?

Vielleicht gibt es eine andere Sichtweise, wie auch einen Weltpunkt, aus dem alle und alles ganz anders aussieht und das heißt, es fängt an, sich so zu verändern, wie es für ein normales Leben des Menschen notwendig ist?

Wenn all das existieren kann, dann existiert all das in unserem Leben bereits seit einer längeren Zeit, und „all das" heißt Leben. Und man muss endlich anfangen, das Leben weiter zu entwickeln, so zu entwickeln, wie sich die Welt entwickelt und so, wie Gott den Menschen und die Welt entwickelt.

Danke. 14.11.07

© И.В. Арепьев, 2009